菊谷 武
日本歯科大学
口腔リハビリテーション多摩クリニック院長

あなたの老いは舌から始まる

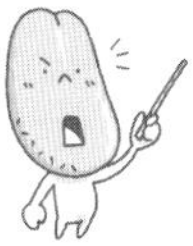

今日からできる口の中のケアのすべて

NHK出版

はじめに

「歯が残っていても噛《か》めない」という現実

「80歳になっても自分の歯を20本以上保とう」を提唱する８０２０《はちまるにいまる》運動などのおかげか、多くの日本人がきちんと歯磨きをするようになりました。口腔ケアという概念も浸透しつつあります。その結果、高齢になっても自分の歯をたくさん残せる人が増えています。高齢者＝歯がないというイメージは、もはや昔のものです。

しかし、介護施設など高齢者の介護の現場では、実は深刻な問題が起きているのです。それは「歯があっても食べられない」「歯があっても噛めない」という現実です。いったいなぜでしょうか？


「あなたの口の中は、健康ですか？」

こう聞かれたら、次のように答える人が多いのではないでしょうか？

「歯磨きはきちんとしているし、虫歯もないから大丈夫」

「虫歯はあるかもしれないけれど、痛みがないから放置している」

「歯周病が気になるけれど、忙しくて歯医者に行けていない」

このように、口の中についてたずねると、多くの人は「歯」について答えます。

一般的なイメージでは、口の健康＝歯なのです。

もちろん、歯の健康はとても大切です。しかし、「食べること」「噛むこと」といった口の機能は、歯だけで行われるわけではありません。

私たちが生きるために必要な「食べる」「噛む」「飲む」といった動作は、舌、頬（咬筋《こうきん》）、下あごなど、さまざまな部位がタイミングよく連動しながら働くことで、行われているのです。つまり、口の健康というのは、歯だけではなく、舌や頬（咬筋）、下あごなどの機能を総合して判断すべきものなのです。


とりわけ「舌」の動きは重要です。

それを体感していただくために、次回の食事の際、自分の舌がどんなふうに動いているのかを、ぜひ確認してみてください。きっと、自分が考えていた以上に、舌が複雑な動きをしていることに、驚くことでしょう。

実際は、私たちの舌は、食べるとき、次のような働きをしています。まず、口の中に食べ物を取り込み、固さや大きさなどを判断。食べ物を取り回しながら十分に噛み、飲み込みやすい形にまとめます（＝食塊形成《しょっかいけいせい》）。そして、食べ物をのどに送るときは、舌を口蓋《こうがい》（上あご）につけて口腔内の圧を高め、咽頭へ送ります。さらに、舌根《ぜっこん》（舌の奥のほう）を使って食べ物を一気に食道へ送り込みます（62ページ）。

どうでしょう。舌は大変な働きをしていると思いませんか。

健康で幸せに生きるために必要な「食べること」「噛むこと」は、舌が大きな役割を果たしています。舌の機能が弱ってしまうと、いくら歯が健康であっても、食べたり、噛んだりすることが難しくなります。つまり、歯が20本残っていても、うまく食べられない、噛めないという現実に直面する可能性は、十分にあるのです。

「食べる」「噛む」という、生きるための機能を存続させるためには、歯の健康だけではなく、舌をはじめ、口の機能をトータルで考えなければならないのです。

本書では、まずは歯の最新事情をお伝えし（第1章）、その後に口の中全体（第2章）、そして「舌」の話（第3章）へと進んでいきます。これにより、舌の役割が総合的にご理解いただけることと思います。そして「舌」を理解したところで、その大切な舌を衰えさせない方法をお伝えいたします（第

4章)。いますぐ実践できるものばかりですので、毎日の生活にぜひ取り入れてみてください。最後(第5章)は、人生100年時代を迎えるにあたり、口を含む、体の管理法をお伝えいたします。

多くの人が希望する「ピンピンコロリ」で生をまっとうすることは、わずか1割の人しか叶《かな》いません。しかし、舌を、そして口の中をケアすることにより、充実した、豊かな老後は送れます。

本書がその一助になれば、著者としてこれほどうれしいことはありません。

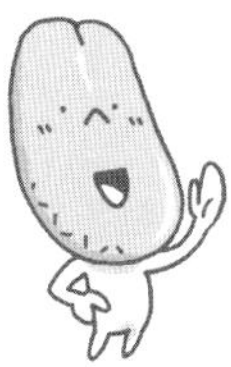

あなたの老いは舌から始まる
今日からできる口の中のケアのすべて

もくじ

第2章　知っているようで知らない口の中の話——53

第3章　生きる力は「舌」で決まる──81

第1章

「舌」の前に、まずは知っておきたい歯の最新事情

歯周病は世界で一番多い病気

舌や口の健康を維持することの前提として、歯の健康があります。

私たちが歯を失う主な原因は、歯周病と虫歯です。特に40代後半からは虫歯よりも歯周病で歯を失う人の割合が徐々に増加します。

歯周病は世界で一番多い病気としてギネスブックにも認定されていて、歯周病にかかっている成人は、約80％ともいわれています。


歯周病は読んで字のごとく、歯の周りの組織で起こる病気です。

歯周病の原因となるのは細菌。口の中には、およそ３００〜５００種類の細菌が存在するといわれていますが、不十分な歯磨きや糖分の過剰摂取などによって、細菌の塊である歯垢（プラーク）が歯にこびりつき、歯と歯ぐきの間に入り込んで歯周病を引き起こします。そして末期には、歯が抜け落ちてしまうことに。

歯周病の進行

1、歯肉炎

歯垢（プラーク）がたまり、歯肉が腫れて歯周ポケットができる。歯を磨くと血が出ることも。

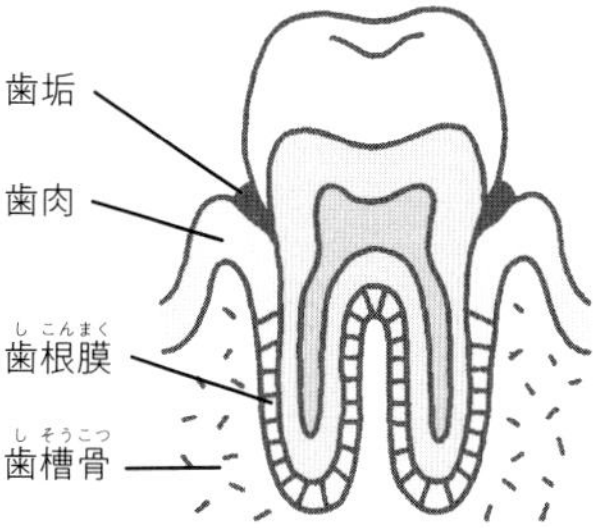

2、軽度歯周炎

歯肉が腫れ、根の先に向かって炎症が拡大。歯槽骨や歯根膜が破壊され始める。歯周ポケットは3～5ミリ。

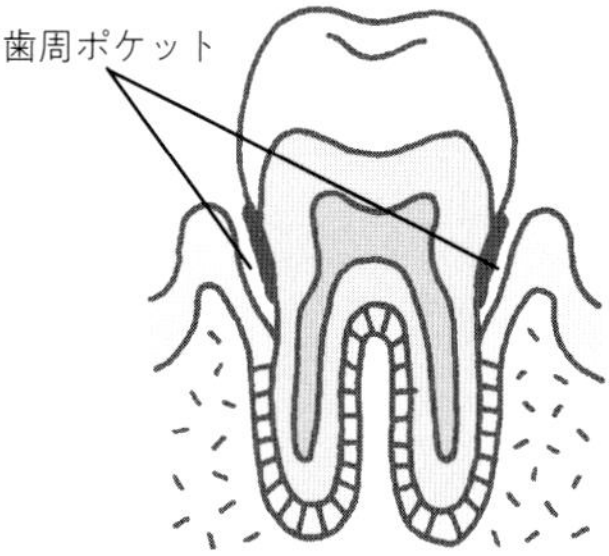

3、中等度歯周炎

炎症が根の方向に向かって拡大。歯槽骨の破壊が進み、歯と歯の間にすき間ができる。口臭が増す。歯周ポケットは4～7ミリ。

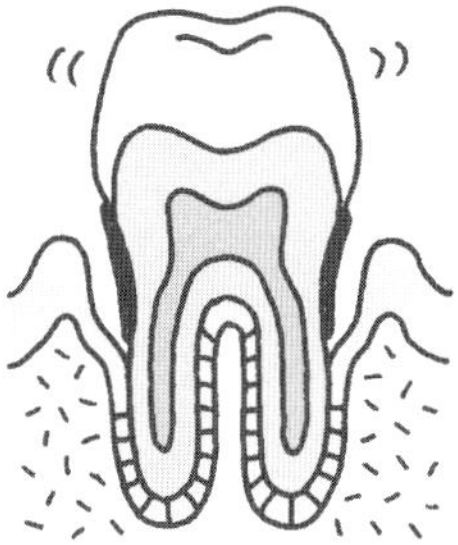

4、重度歯周炎

炎症がさらに拡大。歯槽骨が半分以上破壊される。歯がぐらつき、最後は抜け落ちる。歯周ポケットは6ミリ以上に。

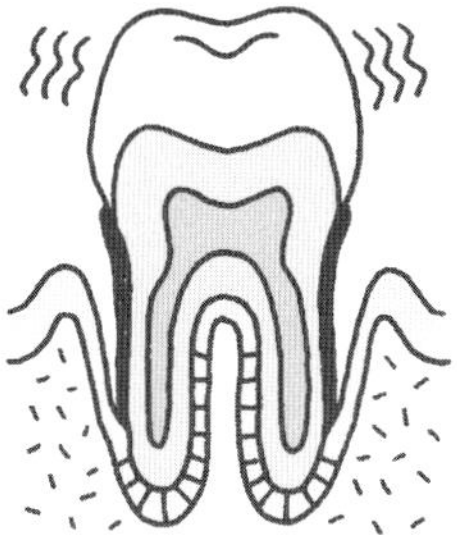

8020推進財団HPより作成

歯周病は、不治の病ともいわれています。進行を止めることはできますが、残念ながら完治はできません。しかも初期段階では自覚症状がほとんどないため、自分が歯周病だと気づいていない人も少なくありません。

歯周病は、誤嚥性肺炎《ごえんせいはいえん》や認知症などの原因になります。さらに、重度の歯周病は、心疾患や糖尿病などのリスクも高めてしまうこともある恐ろしい病気です。

通常は、免疫機構である歯の周りの組織が口の中の細菌が体の中に入らないよう防御してくれているのですが、歯周病が進むとこの組織が破壊され、細菌が体の中に侵入、さまざまな悪さをするようになってしまうのです。

安全に噛んだり、飲み込んだりできるのは、健康な歯があってこそ。早めの歯周病予防を心がけたいものです。

歯周病は体を細菌から守るための防御反応だった

口や腸などの消化管は人間の体の中と思われがちですが、実は体の外にあるといえます。

口の中や腸の中には、たくさんの細菌がいます。もし口と腸が体の中ならば、体の中にたくさんの細菌がいることになります。体の中に細菌がいたら大変なことになりますから、**口と腸は医学的には体の外にある**と位置づけられることがあります。

また、口や腸にいる細菌が、体の中に侵入したら危険です。そこで、口や腸には免疫機構が備わっていて、細菌が体内へ侵入するのを防ぐ役割を果たしているのです。

歯周病のメカニズム

歯は、骨から歯ぐきを突き抜けて生えています。体の中から外へと、歯が飛び出しているようなイメージです。そこで歯を介して体内に細菌が侵入しないよう、歯と歯《し》槽骨《そうこつ》の間には免疫機構があります。それが歯の周りの歯根膜《しこんまく》という組織です。

17ページの図を見るとわかりますが、歯根膜は歯の根っこの部分を覆っています。歯根を伝わって体内に細菌が入らないよう、守ってくれているのです。しかし、歯周病が進行すると歯周ポケットが深くなり、歯根膜が破壊されると細菌が歯根膜というバリアを破って体中に侵入しようとします。

歯周病が進むと歯ぐきが下がるといわれますが、これは細菌の侵入を防ぐために歯を外に押し出して体を守ろうとする防御反応なのです。押し出され続けた歯が、いつかポロッと抜ける。これが歯周病で歯が抜けるメカニズムです。体の免疫機構が、歯を残すことよりも細菌の侵入を防ぐことを選んだというわけです。

口の中というのは、細菌にとっては理想郷のような場所。なぜなら、常に37℃くらいに保たれ、適度に湿っていて、栄養源となる食事が三度三度入ってくるから。細菌が繁殖しやすい環境なのです。

口の中は、昼間は舌や口が動き、唾液の分泌も活発なため細菌は繁殖しにくいのですが、就寝時の口の中は唾液分泌も減って、繁殖してくださいと言わんばかりの状態です。

そのような場所に、重度の歯周病を放置したり、体に細菌の侵入を許してしまう根っこだけの歯を残しておくことは、実は体にとって非常に危険なことなのです。

「8《はち》0《まる》2《にい》0《まる》運動」の落とし穴

みなさんは、「８０２０運動」をご存じでしょうか。

８０２０運動は、「80歳になっても、20本以上自分の歯を保とう」をスローガンに、いまから約30年前の１９８９年に、現在の厚生労働省（当時の厚生省）と日本歯科医師会が推進して始まった運動です。永久歯の数は28本ですが、そのうち20本以上残っていれば、高齢になってもさまざまな食べ物を支障なく噛むことができ、満足な食生活が送れると言われています。

この８０２０運動の普及により、自分の歯をしっかり残せる高齢者が増えました。厚生労働省の調査によれば、２０１６年時点で、75歳から84歳で20本以上の歯が残っている人は5割以上、85歳以上でも４人に１人以上です。

左ページのグラフで１９９３年と２０１６年のデータとくらべてみると、８０２０運動が大成功し、多くの歯を残せる高齢者がいかに増えたかがわかります。

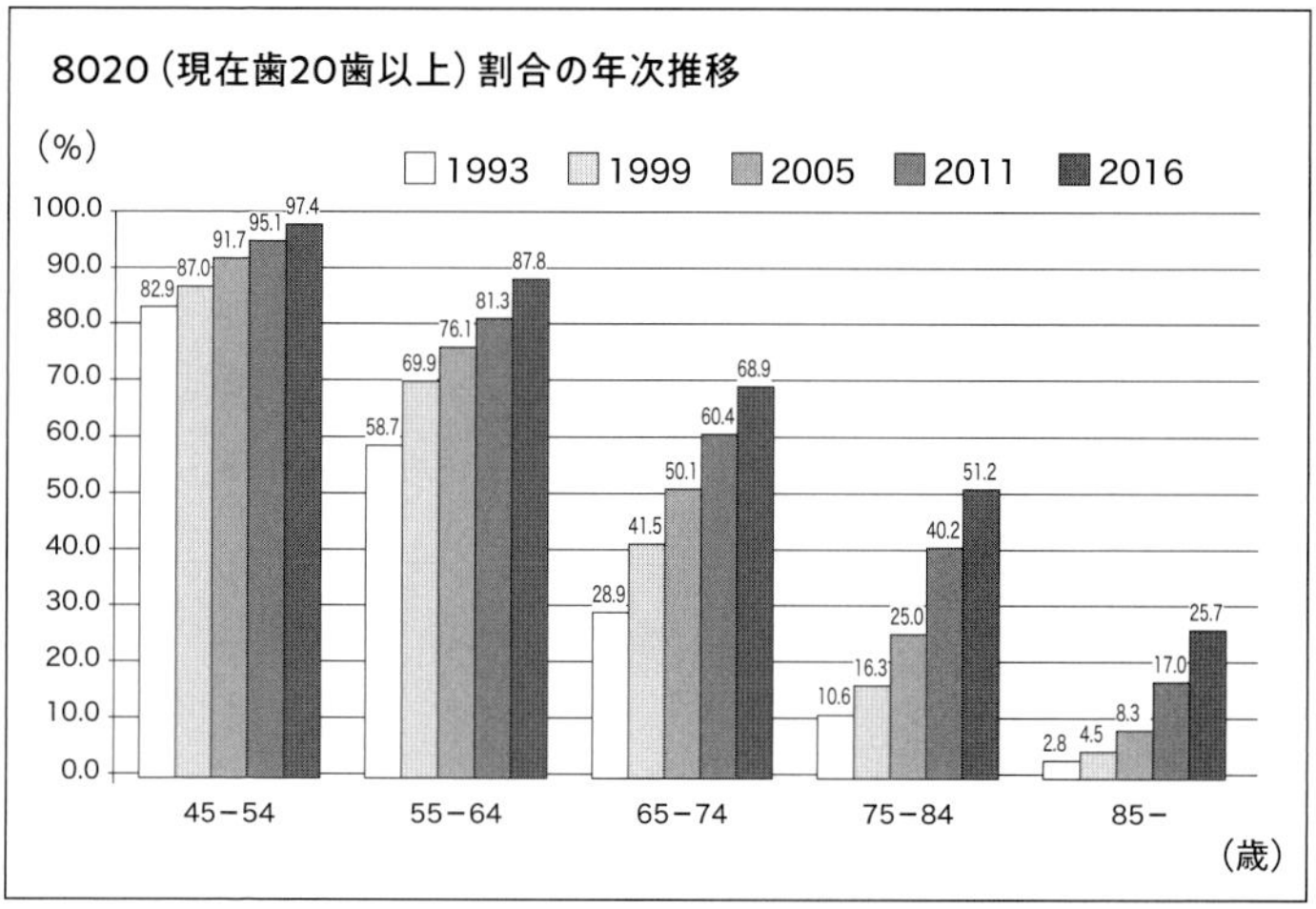

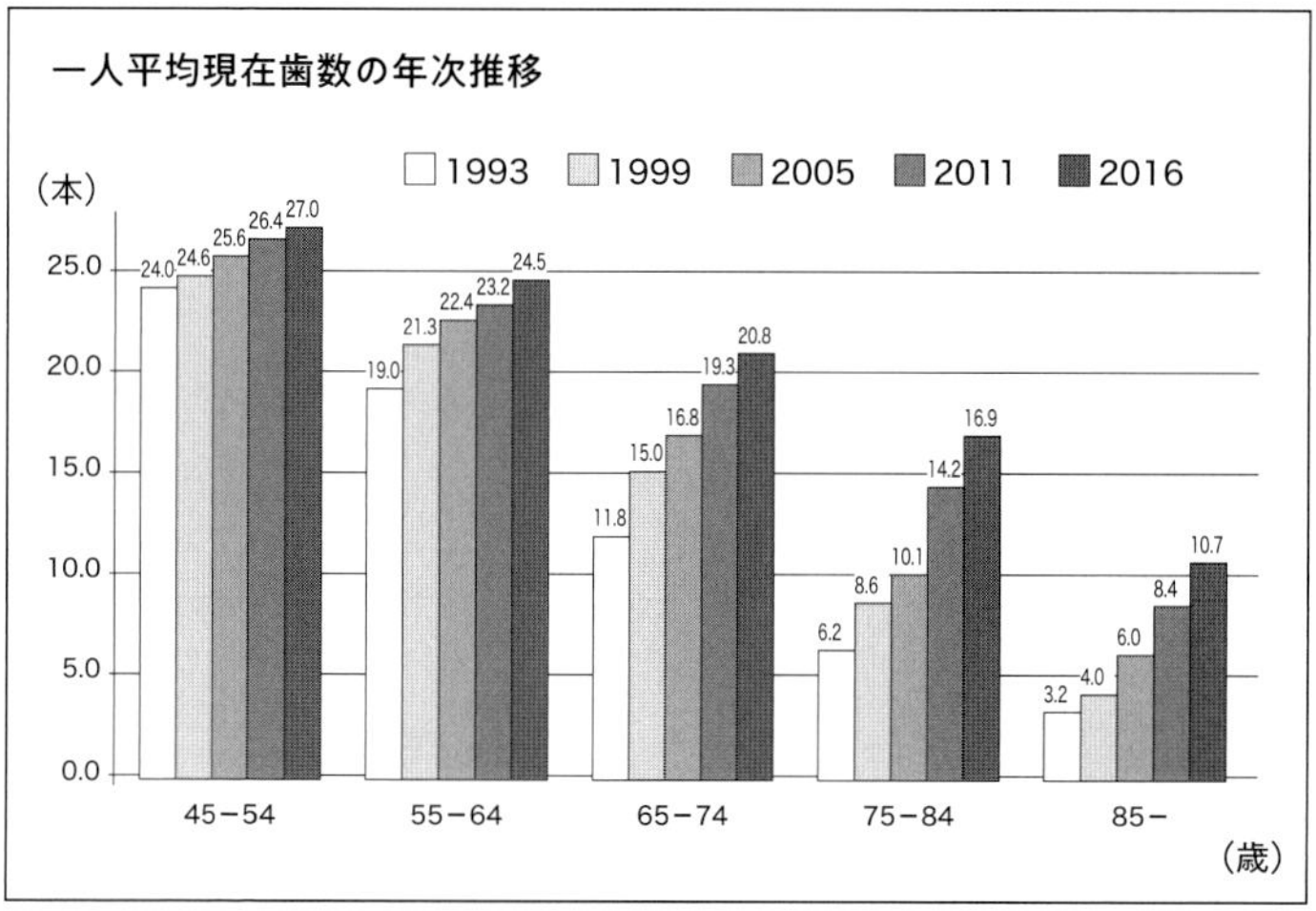

資料：厚生労働省「歯科疾患実態調査」
8020推進財団HPより作成

８０２０運動の本来の意図は「健康な歯を１本でも多く残そう」というもの。しかし現実は、「（どんな歯であっても）とにかく自分の歯を１本でも多く残そう」というやや間違ったとらえ方になっていることもあります。

その結果、どんなことが起きたのでしょうか？

高齢者の虫歯がうなぎ上りに増えていったのです。

子どもの虫歯は減少しているが、高齢者の虫歯は増大している

ここで、今の日本人の虫歯はどうなっているかという話をしましょう。

口腔ケアの浸透によって、子どもの虫歯は減っています。例えば10歳から14歳では虫歯がある人（処置歯を含む）の割合は、１９９３年では86・４％でしたが、２０１６年の調査では、19・７％になっています。

一方、65歳以上になると、どの年代も１９９３年よりも大幅に増えています。85歳以上のお年寄りでは、１９９３年が39・４％だったのに対し、２０１６年では72・１％まで増えているのです。

このことから、若い人の虫歯は減少傾向、年配の人の虫歯は増加傾向にあることがわかります。さらに、この結果は、高齢者が多くの歯を残すようになったものの、その歯が健康ではないことを表しています。皮肉なことに、「８０２０《はちまるにいまる》運動」によって

歯が残ったことが原因となっています。

歯がなければ、虫歯にも歯周病にかかりません。しかし、歯が20本あれば、20本の歯が虫歯になったり、歯周病になったりする可能性があります。

せっかく、自分の歯で噛み、いつまでも健康でいるために歯を残してきたのに、その結果が口腔内はもちろん、体全体にまで悪影響をおよぼす可能性があるとは、なんとも残念な話です。

今の子どもたちが高齢者になった頃は、健康な歯を残せるかもしれません。しかし、現状の高齢者の口の中は、虫歯に侵されているのが事実なのです。


う歯（虫歯）を持つ者の割合の年次推移（永久歯）

（%）

年齢階級（歳）	1993年（平成５年）	1999年（平成11年）	2005年（平成17年）	2011年（平成23年）	2016年（平成28年）
5～9	36.3	24.3	14.6	10.0	8.2
10～14	86.4	69.7	57.7	34.7	19.7
15～19	94.9	88.9	73.9	63.7	47.1
20～24	97.7	96.0	90.5	89.9	78.6
25～34	98.7	98.6	98.5	96.2	90.2
35～44	99.5	99.3	100.0	98.8	99.3
45～54	97.1	98.7	98.7	99.1	99.5
55～64	91.9	94.8	97.4	97.5	98.2
65～74	76.9	83.7	88.5	91.9	95.0
75～84	54.5	65.2	68.7	84.1	87.8
85～	39.4	41.8	58.3	65.1	72.1

厚生労働省「歯科疾患実態調査」2016年
＊1993年（平成５年）以前、1999年（平成11年）以降では、それぞれ未処置歯の診断基準は異なる。

「残せる歯はどんな状態でも残したほうがいい」は×

歯が抜けてしまえば、虫歯になることはありません。

逆を言えば、歯が残っている＝虫歯になる可能性がある、というわけです。

昔は高齢者といえば、歯のほとんどない人が多かったのです。歯は少ないけれど、虫歯も少なかった。８０２０《はちまるにいまる》運動のはじまった約30年前は、介護が必要になる可能性が高い70代、80代で20本以上歯が残っている人はほんの数パーセントしかいませんでした。それが８０２０運動によって、「歯は残っているけれど、虫歯のある高齢者」が驚くほど増えてしまったのです。悲しい話ですが、高齢になれば手先が多少不器用になり、歯磨きも下手になります。若い頃のように、歯磨きで食べかすを取り除くことができなくなるのです。そこで、虫歯菌が一気に高齢者の歯に襲いかかるのです。

それでも、歯科医に通える状況なら救いがあります。しかし、寝たきりになったり、認知症が進行したりすれば、歯科医に通うことはできません。訪問診療などでは、抜歯などの処置は難しくなります。歯を残す高齢者が増えたものの、介護現場での実態は無残なもの。８０２０運動の負の側面が見えてくるのです。

健康な歯、治療による改善が可能な歯であれば残す意味がありますが、無理やり歯を残すことが、体に悪影響をおよぼす場合も少なくありません。例えば、高齢者の場合、次のような場合は、抜いてしまったほうがいい歯であるといえます。

・重度の歯周病
・歯根だけになってしまった歯
・食べ物のかすや汚れが入り込む、または合っていない冠が付いた歯

虫歯や歯周病は、感染症のひとつです。重度の虫歯や歯周病を放置していると、菌が骨や神経から全身に広がって、さまざまな病気の原因になることもあります。また、多く残った歯のケアを怠れば、歯に大量の細菌が付着し、それらを誤嚥《ごえん》することで肺炎を引き起こします。歯を残すことは、かならずしもよいこととはいえないのです。

歯が欠損すると、認知症になる確率が上がる！

歯を残すことは必ずしもよいこととはいえないというお話をしました。しかし歯が、重要な役割を任っているのも、また事実です。

食べたり、話したりして舌や口を動かすことは、脳の活性化を促しますが、歯を失って噛む力が低下すると、口や舌を動かす機会が減っていきます。

次のような高齢者の認知症発生率の調査があります。

①歯がほとんどなく、義歯を使用していない
②歯がほとんどないが、義歯を使用している
③残っている歯が20本以上
④残っている歯が19本以下

31ページのグラフでわかるように、②③④の認知症発生率には大きな差はないのですが、①の歯がほとんどなく義歯未使用の場合は、②③④にくらべ、認知症の発症リスクが最大1・9倍になるという結果となりました。

ダメになってしまった歯は抜いたほうがよいのですが、抜いたまま放置せず、義歯（入れ歯など）で適切に補助し、噛むことを維持することが大切なのです。特別養護老人ホームに入居中の高齢者に1年間の専門的口腔ケアを行ったところ、対象者の認知機能が維持されたという調査結果もあります。

噛み合わせが失われると転びやすくなる

また、歯の欠損によって噛み合わせが失われると、全身のバランスをとることが難しくなります。結果、転びやすくなり、骨折から車椅子、寝たきりにつながりやすくなるのです。65歳以上の健康な人で歯が20本以上ある人と、19本以下で義歯未使用の人をくらべると、後者は転倒のリスクが2・5倍になるという調査結果もあります。

歯数・義歯使用と認知症発症との関係

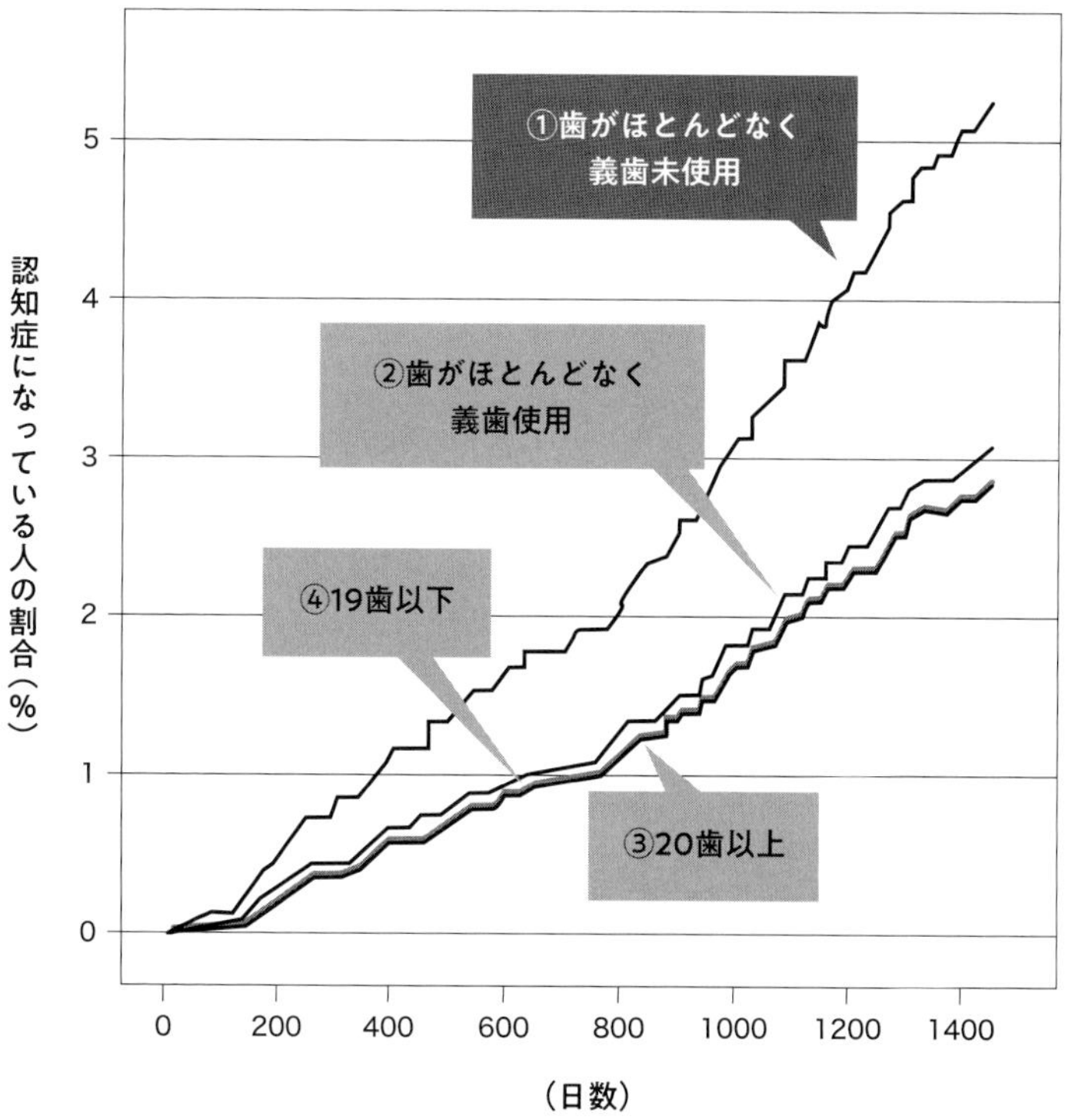

Yamamoto et al., Psychosomatic Medicine, 2012.
対象：65歳以上の健常者
4年間の認知症の認定状況を追跡（4425名）

歯を失って年に何度も転んでいたお年寄りが入れ歯を入れたら、翌年は一度も転ばなかったという例もあるほどです。

転ばないためには、入れ歯を使うことも重要です。

入院先や老人ホームで入れ歯を外されると……

入院先の病院や入居先の老人ホームでは、体調不良をきっかけに、入れ歯を外されてしまうことがあります。例えば、体調不良から食事を入れ歯の必要のないペースト食に切り替えられた場合や、肺炎などで食べることを中止された場合などです。

このような状況で問題になるのが、回復後に入れ歯が入らなくなってしまうこと。その結果、認知症が進む、寝たきりになるなどの弊害が起こり、様々な機能が一気に弱まってしまうことが多々あります。

たとえペースト食でも、たとえ一時的に口から食べていなくても、入れ歯を入れておくメリットは少なくないのです。

歯は自分で積極的に守れる唯一の臓器

さて、ここまで歯や入れ歯が体に与える影響について話してきました。歯の大切さや失ったときのマイナス面に、暗い気持ちになった人も多いのではないでしょうか。しかし、心配することはありません。実は歯は自分で守ることができるのです。

歯は臓器のひとつといわれる器官です。

一般的に臓器といえば、心臓、肺、肝臓、腎臓、すい臓、小腸、大腸など。これらは自分の目で見ることはできませんし、簡単にコントロールすることはできません。これらの臓器の健康を維持するためには、せいぜい健康診断の結果を見ながら、食べ物に気をつけたり、運動不足を解消したりというくらいでしょう。高血圧や糖尿病などの生活習慣病はある程度対策がとれますが、がんや脳卒中を完全に予防するのは、非常に難しいことです。

これに対し歯は、自分でコントロールすることが可能な臓器で、対策しだいで確実な効果を得られます。対策とは、もちろん、歯をきちんと磨く、定期的に歯科医に通うなどです。

それにもかかわらず、歯の健康を顧みない人はとても多いもの。健康のために食べ物や運動に気を使ったり、サプリメントを飲んだりしている人でも、こと歯に関してはおろそかになりがちです。

歯は自分で守れる臓器なのですから、これを怠る手はありません。

健康は何よりの財産です。しかし、年をとればとるほど、この財産は脅かされるもの。そのなかで、歯の健康だけは、自分で守ることが可能です。

歯は、一度失ったら二度と戻らない

歯の健康を守りたい理由はもうひとつあります。それは、一般的な病気は薬や手術で完治することもありますが、歯（永久歯）は一度失ったら、二度と生えてくることがないからです。

再生治療なども研究されていますが、実用化はまだまだ先でしょう。入れ歯(義歯)はあくまでも補助的なものであり、歯の欠損を治癒できたわけではありません。

歯の欠損については、完全な治癒はないのです。

歯周病も然りです。歯周病の治療は、進行を止めることはできても、完全な治癒は難しいものです。

一度失ったら二度と戻らない。しかし、自分で確実に守っていくことのできる唯一の臓器。それが歯なのです。歯の健康は、老後に残せる大きな財産になるはずです。

歯のケアで一番大切なこと

「歯のケアは何をすればいいのですか？」と質問されることがよくあります。
歯のケアで一番大切なのは、歯を磨くこと。
それしかありません。

なぜ歯磨きが大切なのかといえば、磨かないと落ちない汚れがあるからです。例えば、お風呂やキッチンの排水溝。放っておくとぬめりが気になりますよね。あのぬめりの正体は、バイオフィルムという細菌や微生物のかたまりです。食べ物のかすなどを栄養源にして繁殖し、膜をつくって付着するのです。
バイオフィルムは粘着性があり、水をかけたくらいでは取れません。ゴシゴシと磨くか、排水管のように手が届かないところは、強力な洗剤で落とすしかありません。

私たちの体の中にも、このバイオフィルムが付着する場所があります。それが、口の中。

食後は歯が粘つきますが、その正体がバイオフィルム、つまり歯垢《しこう》です。歯垢はそのままにしておくと、虫歯や歯周病の原因になります。この歯垢は、ブラシでやさしく磨いて落とさないと取れません。排水溝と同じように口の中に強力な洗剤を入れるわけにはいきませんから、磨くことが大切なのです。

歯磨きは、いわゆる正しい磨き方ができていれば問題ありません。歯ブラシをきちんと歯の各面に当てて、力を入れず小刻みに磨いていく。磨き残しがないよう、あらゆるところをていねいに磨く。これだけです。

フロスやマウスウォッシュは使ったほうがいい？

「デンタルフロスや歯間ブラシ、マウスウォッシュは使ったほうがいいですか？」

という質問を受けることがあります。

そんなとき私は、「使ってもいいけれど、歯磨きはきちんとしてくださいね」と答えています。

デンタルフロスや歯間ブラシは、必要な場合とそうでない場合があります。歯間ブラシは、歯に合ったものを使うことが大切ですし、使い方を間違えると、歯ぐきを傷つけてしまうこともよくあります。使用前に、かかりつけの歯科医に相談してみるとよいでしょう。

マウスウォッシュは低刺激のものを補助的に使います。スッキリするからといって、歯磨きの代わりにはなりませんので、気をつけましょう。

column

間違いだらけの入れ歯ケア

磨くことが大切なのは、入れ歯も同じです。

ＣＭのイメージからか、入れ歯の洗浄は、洗浄液の中に浸けておけばいいというイメージをもっている方も少なくありません。しかし、入れ歯に付いた汚れは、やはり歯ブラシで磨かないと落ちません。洗浄液は、仕上げに使うのが望ましいのです。

また、入れ歯の保管場所も問題です。

洗浄液のイメージからか、就寝時は入れ歯を洗浄液に浸けたまま、あるいは、水を入れたコップに入れておく人が多いようです。

細菌は水分のあるところのほうが繁殖しやすいもの。よって、コップの中で細菌が繁殖し、そこに入れた入れ歯も細菌だらけになってしまう場合も。さらに、入れ歯を入れたコップを洗わずに使い続けると、コップの内側にまで、ぬるぬるしたバイオフィルムが付いてしまいます。

入れ歯はブラシで磨いてから洗浄液に浸け、最後は水けを拭き取り、しっかり乾燥させる。これが入れ歯の正しい手入れ法です。乾燥させることは、見落とされがちですが、菌の繁殖を防ぐには重要です。

私たちは、通常、歯ブラシは立てて置き、乾燥させていますよね。入れ歯も同じように扱うと、覚えておきましょう。

一日一度の歯磨きなら就寝前に！

ここで質問です。

「一日に歯磨きのチャンスが一度しかないとしたら、いつ歯を磨きますか？」

起床後や夕食後といった意見も多いかもしれませんね。

さらに、もうひとつ質問です。

「口の中で細菌が最も繁殖するのはいつだと思いますか？」

口の中は、食べたり、会話したりすることである程度きれいになります。これは、唾液が分泌されて自浄作用が働くため。その反対に、食べたりしゃべったりしないときは、唾液の分泌も低下し、細菌が増えます。つまり、口の中で細菌が繁殖するのは、寝ているときなのです。

口の中の細菌は、みなさんが寝ているときに、これはチャンスとばかりに繁殖し、虫歯や歯周病を進行させます。その結果、起床後の口の中は、就寝前の10倍から100倍汚れていることになるのです。

ですから、就寝中に細菌ができるだけ繁殖しないように、できるだけ寝る直前に磨き、細菌の数を減らしておくことが重要です。

歯磨きのチャンスが一日に一度しかないとしたら、迷わず「就寝前」に行いましょう。

夜の歯磨きをサボってしまって、朝の口の中が非常に不快な状態になっているという経験は、みなさんにもあるのではないでしょうか。

面倒くさがりで、歯は朝だけ磨くという人もいます。おそらく朝は歯を磨かないと不快だからでしょう。

その不快感の原因は、就寝前にきちんと歯を磨かず、細菌がたくさん繁殖したから。感覚だけでいうと、起きているときは、話したりお茶を飲んだりするため、口の中がネバネバするような不快感がさほどありません。そのため、つい就寝前の歯磨きをさぼってしまうのです。

効率的かつ効果的に磨く

もちろん歯磨きは、食べ物を口にした後と、就寝前に念入りに行うというのが理想です。

ただし、私たちは歯のケアを中心に生きているわけではありません。私自身、忙しくて完璧な歯磨きなど、とてもできません。だからこそ、効率的で効果的な歯磨きのタイミングを知っておいてほしいのです。

例えば忙しい人は、朝はふつうの歯磨き、夜はていねいに磨くことを心がけるだけでも十分です。昼間はしゃべったり、食べたり、お茶を飲んだりと、舌がよく動いて口の中が比較的きれいな状態を保てますから、スキップしてもさほど問題にはなりません（ただし、エチケットが気になる人は、ぜひ磨いてください）。

歯科医は自宅の近くに移しておく

歯科治療やデンタルケアは、自己責任のようなところがあります。学校に通っている間は歯科検診がありますが、歯科検診のある会社はまだまだ一部です。

市区町村などで定期的に成人歯科健診をすすめるエリアもありますが、受診率は決して高くありません。最近は厚生労働省が後期高齢者の歯科検診を推進していますが、こちらは大変重要な検診です。

歯科検診は強制的に受ける機会がないため、自分から受けようと思わなければ、受けなくても済んでしまいます。

特に30代、40代は仕事や子育てに忙しい時期。大半の人は、歯が痛くならない限り、歯科には行かないのではないでしょうか。

しかし、重症にならないうちに治療を受けるためにも、近所にかかりつけの歯科医を持ち、定期的な検診を受けるようにしましょう。

特に男性は要注意です。

よくあるケースが、在職時は職場付近の歯科に通っていたけれど、退職後はなんとなく億劫《おっくう》になったり、足腰が弱くなったりして行かなくなるパターン。なかには、定年後10年以上歯科に行っていない、なんていう人も少なくありません。

職場付近の歯科に通っている人は、ぜひ、今からかかりつけの歯科を自宅の近所に移しておくようにしましょう。

インプラント治療はアフターケアを受けられる歯科医を選ぶ

また、インプラント治療は専門の医院に通うことが多いと思います。インプラント専門の歯科が近所にあればいいですが、遠方の専門医で治療を受けることも多いでしょう。そうなると心配なのが通院です。足腰が弱くなって通えなくなると、メンテナンスが手薄になってしまいます。インプラントのメンテナンスは、インプラント体（ボルト状の人工歯根）からクラウン（歯冠）を取り外して、接合部分をクリーニングします。このメンテナンスができる歯科医院をあらかじめ近所で探しておくか、治療を受けた歯科医で紹介してもらうようにしましょう。

遠くの専門歯科医院にいつまでも通える保証はありません。また、体調を崩したりしたら、遠方の通院はむずかしくなりますね。「遠くの親戚よりも近くの友人」。そんな気持ちで、近所の歯科医を頼りにしたいものです。

大切なのは、気になったときに相談できる歯科医が身近にいること。

歯科は決して怖いところではありません。いつまでも食事を楽しめるよう、気軽に受診してほしいものです。

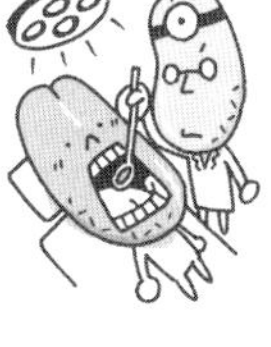

いつまでも行けると思うな歯医者さん

歯科との関わりはかなり個人差があって、歯科検診に定期的に通っている人もいれば、ほとんど行っていないという人もいます。、世の中には、まだまだ歯科医が苦手な人も少なくないのです。

「まだ噛めているから」「痛みがないから」「今のところ支障がないから」など、口の中は見て見ぬふりをして、治療を先延ばしにしている人が少なくありません。でも、年をとったらそんなことは言っていられないのです。足腰が弱くなったら、歯科医に通うことはできません。訪問診療にも限界があります。

例えば重度の歯周病を放置すると、誤嚥性《ごえんせい》肺炎をはじめ、糖尿病、心疾患、認知症など、さまざまな病気のリスクが高くなります。

高齢者の口の中は、どうしても不衛生になりがちです。重度の歯周病や虫歯、歯垢のこびりついた歯、根っこだけになった歯、舌苔《ぜったい》が厚く層になっている舌、ぼろぼろの歯ぐきなど……。

一般の人が歯周病の治療をしようとすれば、歯を徹底的に磨いて、歯石をていねいに取って……、最終的には歯ぐきの再生治療を行いますが、非常に長い年月がかかります。そんなことは訪問治療ではなかなかできません。

そうなれば、抜歯しかないのです。抜歯をすれば歯周病はなくなりますが、訪問診療では、抜歯などの処置は難しい場合が多くあります。

そろそろ歯の老後を考える

70代くらいまでには、残すべきでない歯は抜いてしまう、適切な義歯を入れるなど、先延ばしにしていた歯科治療をしっかり終えておいてほしいと思います。

歯科医としては非常に言いにくい現実ですが、抜歯すれば虫歯も歯周病もなくなります。現実的な選択をしなければならない時期がくることも、ぜひ覚えておいてください。

できるだけ歯を残そうとか、痛みが出たら抜いてもらおうというよりも、いまの自分にベストな選択肢は何かということを考え、実践してほしいのです。介護の現場には、そのタイミングを逸してしまった人たちが山ほどいらっしゃいます。

「いつまでも 行けると思うな 歯医者さん」

この言葉を、忘れないでください。

加齢や病気というのは人それぞれで、いつ、何が起こるのかわかりません。すべての人が75歳になったら歯科医に通えなくなるなどと決まっていれば簡単ですが、そういうわけにはいきません。60代で足腰が弱くなったり寝たきりになったりする人もいれば、80代でもピンピンしている人もいます。

いずれにしても、いつか歯科医に行けなくなった日のために、外来診療に通えるうちに、歯科医に相談しながらしっかり準備しておきましょう。

家族で歯の情報公開をしよう

いざというときのために、家族でお互いに口の中の情報公開をしておきましょう。口の中には案外秘密が多いもので、配偶者の口の中の事情をまったく知らないという人も少なくありません。実は差し歯があるとか、へそくりでインプラントを入れているとか、部分入れ歯があるとか……。

高齢者が介護施設に入居するときなど、職員が家族に「お母さまは入れ歯ですか？」などと聞いても「よくわからない」とか「たぶん入れ歯だろうけど、どの歯かはわからない」という返事がくることがよくあります。

人生、いつ何が起こるかわかりません。家族の誰かが、明日倒れて寝たきりになるかもしれないのです。身内にだけは、口の中の情報を明らかにしておきましょう。

私は講演会などで、「ご主人が定年を迎えたら、ぜひご夫婦でひざまくらでもして、歯を磨きっこしてみてくださいね」と話すことがあります。その途端会場には、「えー！信じられない」「絶対に無理！」などと、女子高生のような黄色い声が飛び交います。

いまのお母さんたちは子どもの仕上げ磨きの経験がありますが、成人の歯を磨くという経験がありません。下《しも》の世話の覚悟はできていても、口の中は触りたくない、あるいは触られたくないという人は意外に多いようです。

いざとなったら他人にまかせるという選択もありますが、元気なうちに練習しておくのもひとつの手です。

ちなみに、磨く側だけではなく、磨かれる側の練習も大切です。なぜなら、実は磨くより、磨かれるほうが抵抗を感じることが多いからです。試しにぜひ、一度チャレンジしてみてください。

口の中の名称

口腔前庭部

頬と歯ぐきの間や唇の裏側部分。口周りの筋肉が衰えると、食べかすがたまりやすくなる。

口蓋《こうがい》(上あご)

柔らかい食べ物であれば、上あごと舌ですりつぶして食べることができる。

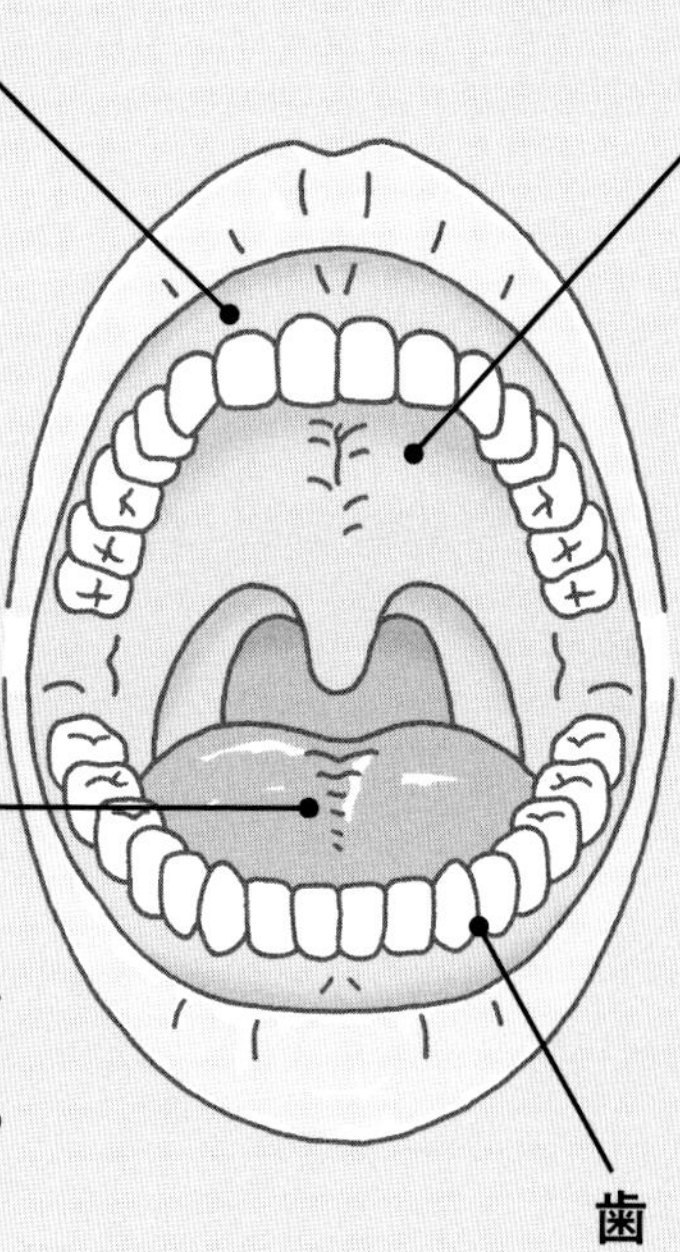

舌

食べ物を噛んだり、飲み込んだりするときに、重要な役割を果たすのが舌。もちろん、話すのに舌の働きは欠かせない。

歯

親知らずを除き、永久歯は28本。歯磨きでは、歯間や歯と歯ぐきの境目に入った食べかすを取り除くことが大切。歯の表面は、歯ブラシを鉛筆のように持ち、力を入れず、毛先を細かく動かして磨く。

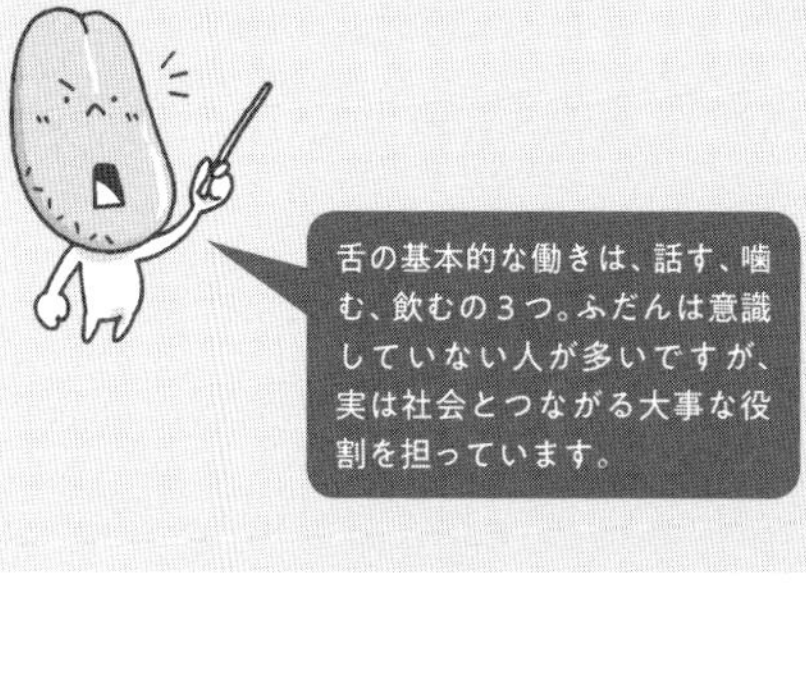
舌の基本的な働きは、話す、噛む、飲むの3つ。ふだんは意識していない人が多いですが、実は社会とつながる大事な役割を担っています。

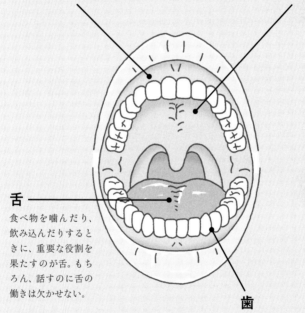

column

歯の治療痕から、身元が確定できる

年齢の「齢」という文字には、歯偏が使われています。これは、年をとれば歯が抜けるのが当たり前だった時代、歯を見れば年齢がわかったことが由来なのでしょう。

現在は、歯は身元を判明するための有効な手段とされています。災害や事故などでご遺体が損傷したとしても、歯や歯の治療痕が残っていると、生前に通っていた歯科医のカルテと照合することで身元確認ができます。例えば、東日本大震災では、犠牲者の身元確認をする手段は、DNAよりも歯型が有効でした。

最近では認知症で迷子になった人の身元確認にも役立っています。治療痕と通院していた歯科医院のカルテを照合し、住所を特定。多くの人が、家族の元に無事に戻っています。

ところで、被災現場で我々歯科医に求められることは、状況によって異なります。例えば、阪神淡路大震災では、入れ歯を置いたまま避難した人が多かったため（地震は早朝に起こったため、多くの人は入れ歯を外していました）、義歯を作ることが求められました。また、被災地では断水などから歯磨きがしづらくなり、肺炎にかかる高齢者も少なくありません。そのため、口腔ケアの継続が求められます。

口のケアは後手に回りがちです。不便を強いられる避難生活では、なおさらのこと。我々は、できる限りのケアを行えたらと思います。

第2章
知っているようで知らない口の中の話

人生を謳歌したいなら、口の中をおろそかにしない

みなさんは、何をしているときが一番幸せだと感じますか？

日々の食事や旅先などでおいしいものを食べるとき、お酒を飲んでいるとき、家族と一緒に団らんを過ごしているとき、友人と一緒に趣味を楽しむとき……など。

幸せを感じるときは人それぞれですが、共通するのは「口を使っている」ということではないでしょうか？

食べることができなければ、おいしいものを楽しむことはできません。

話すことができなければ、友人や家族とのコミュニケーションをうまくとることができません。

若いうちは想像できないかもしれませんが、年をとって口の機能が落ちてくると、次のような心配が出てくるものなのです。

・咀嚼《そしゃく》力が衰えて、「どんなものを食べようか」よりも「どんなものなら食べられるか」と考えるようになる

・滑舌《かつぜつ》が悪くなり、自分の話していることが相手にうまく伝わらない

できることなら、生きているかぎり、おいしいもの、好きなものを食べ、人と楽しく会話をして過ごしたいもの。しかし、大きな病気はなくとも、舌をはじめとする口の機能が弱まってくると、人生の楽しみが半減してしまうおそれがあるのです。

例えば60歳、65歳で仕事をリタイアして、「さあ、これからの人生を存分に楽しもう」という時期に、おいしいものが食べられない、会話がうまくいかないというのは、とても残念なことです。舌の力をはじめとする口の健康は、人生を楽しむための強い味方であり、武器でもあるのです。

口の中が健康ならば長生きできるとは、断言できません。しかし、舌の力が強く、口の中が健康ならば、より長く幸せな日々を過ごせると、私は信じています。

口は脳の出店《でみせ》である

カナダの脳外科医ペンフィールドが描いた、有名なホムンクルス（こびと）の絵がありします。これは人の大脳の運動野と感覚野が体のどの部分を司るかを調べ、対応領域の大きさに合わせて人の体を描いたものです。

左ページの絵のように、手足（特に指）が非常に大きく、目や口も大きく描かれています。体の各部位の大きさが現実の人間と違って、おかしなバランスになっているのがわかりますね。

とりわけ大きいのは舌で、口の中に収まりきらずに飛び出してしまうであろうほど大きく描かれています。大脳は、口や舌が人間にとって非常に重要な場所であるととらえているのです。

一般的にこのことは「口は脳の出店《でみせ》」などと表現されています。

ペンフィールドのホムンクルス

舌が巨大化していることから、脳が舌からの感覚情報をいかに重視しているかがわかる。

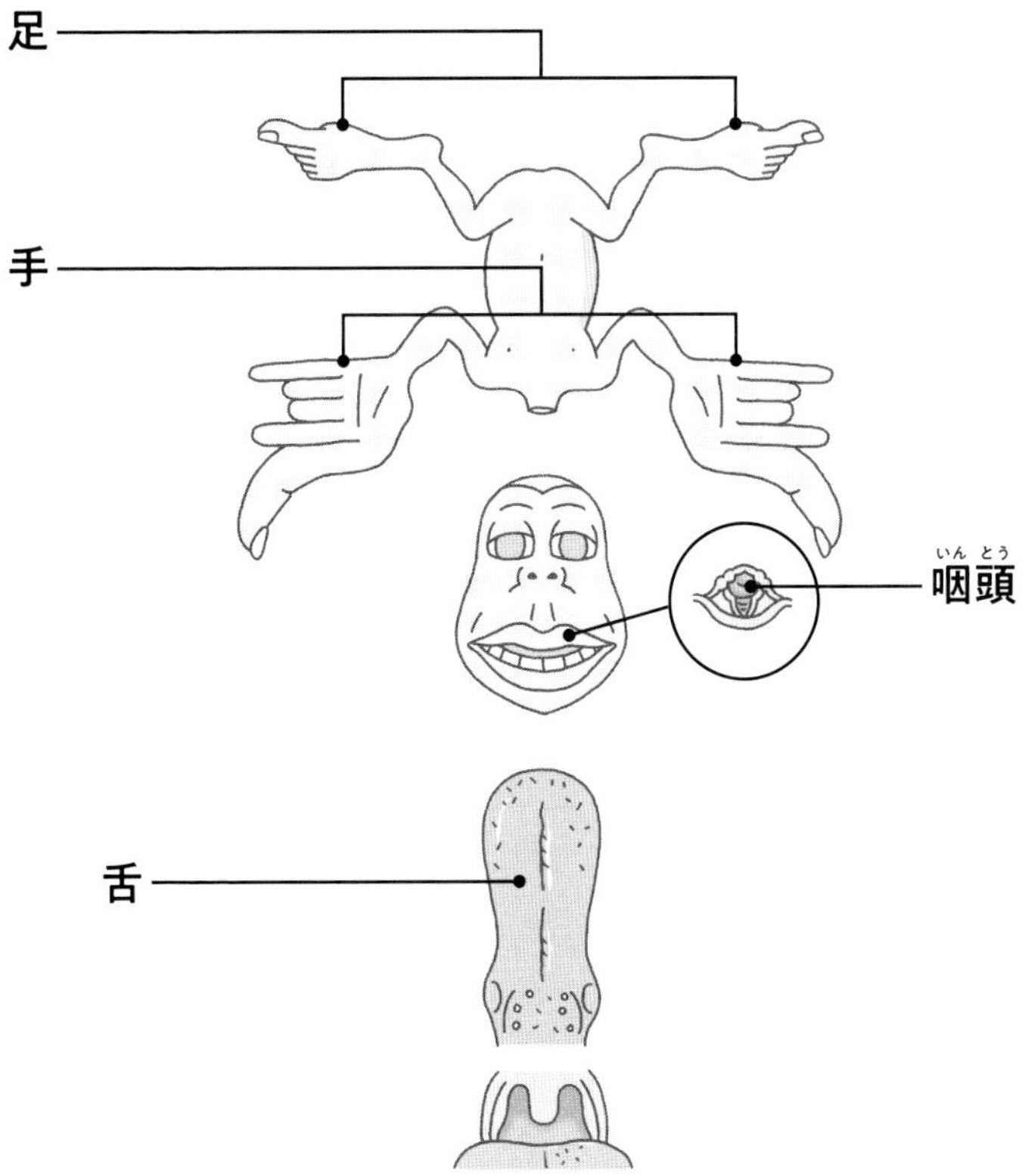

Penfield and Boldrey, 1937. より作成。

食べることや話すことは、微細な感覚やそれに支えられた巧みな動きが要求されるからこそ、これだけ口周りの感覚が発達したのでしょう。口から食べ物を摂取することは生きるための基本ですし、毒のあるものや腐ったものを食べれば生命の危機につながります。また、仲間とコミュニケーションをとりながら共同作業をすることで、人類は高度な文明を作り上げてきたのです。

よく、細かい作業などで手を動かすと認知症予防になるなどといわれますが、これは手に多くの脳神経がつながっているから。そのため、手を動かすことで脳が刺激されるのです。

となれば、たくさんの神経がつながっている口や舌を動かすことは、手を動かすこと以上に、脳に刺激を与えることになります。話したり、よく噛んで食べたりすることは、脳のトレーニングになるのです。

一般的に、女性のほうが男性よりも長生きです。これは女性のほうがおしゃべりで口や舌をよく動かすということが功を奏した結果といえるのかもしれません。

口周りが衰えると、誤嚥性肺炎《ごえんせいはいえん》を引き起こす確率が上がる

口周りの機能が衰えてくるのは、個人差はありますが、おおむね50代くらいからです。この頃になると、誤嚥《ごえん》やむせ、頬を噛むといった兆候が気になりはじめます。

口周りが衰えると、誤嚥性肺炎を起こす確率がグンと上がります。ご存じのように、誤嚥性肺炎は、誤嚥の際に食べ物と一緒に細菌が気管に入り、肺に炎症を起こすことで発症します。自分の唾液を誤嚥して起こることもあります。つまり、舌やのどの衰えによって嚥下《えんげ》がうまくいかなくなったり、口腔内が不潔になるなどの原因で細菌が繁殖したりすると、誤嚥性肺炎は起こりやすくなるわけです。

よって、口周りが衰えはじめたら要注意です。口の動きが悪くなると食べ物のかすが口に残るようになり、口腔内の清潔が十分に保たれにくくなり、細菌が繁殖しやす

くなるからです。

誤嚥性肺炎を防ぐためには、口の中を清潔に保つことはもちろん、舌やのどの老化を遅らせることが大切です。

口の機能を維持させるには

では、口の機能を維持させるには、どうしたらよいでしょうか。かいつまんで言うと、次のことが大切です。

- **正しい歯磨きなど、日頃のオーラルケアを欠かさない**
- **食事やおしゃべりなどで、口や舌を日常的にしっかり動かす**
- **定期的に歯科医院に通い、適切な治療や検診を受ける**

加えて、次のことも念頭におき、折に触れ、歯科医に相談しましょう。

- **回復の見込みのない歯は、抜くことを検討する（虫歯菌、歯周病菌の繁殖を防ぐ）**
- **歯の欠損が生じたら、入れ歯などで補助して噛み合わせを維持することを検討する**

そして、口の機能を維持させるのに重要なカギを握っているのが舌です。これについては、第3章でお話ししていきます。

意外と複雑！食べ物を飲み込むまでのプロセス

ここで、食べ物を口に入れてから飲み込む直前までに、口の中でどんなことが起こっているのかを確認しましょう。

①食べ物を口に入れ、さまざまな情報を感知する

私たちは通常、食べ物を口でパクリととらえて、口の中に取り込みます。この瞬間、口腔内ではさまざまな情報を感知し、脳に送り込んでいます。甘い、しょっぱいなどの味、熱い、冷たい、ぬるいなどの温度、さらに堅いか柔らかいか、みずみずしいかパサパサしているかといった食べ物の物性まで、瞬時に感知しているのです。

②食べ物の状態を判断し、咀嚼《そしゃく》の準備をする

食べ物の状態を感知したら、次はどう処理するかです。例えばヨーグルトやプリンなら噛まずにすむ、肉や豆などはしっかり噛まなければならないなど、食べ物の物性から処理方法を判断するのです。そして噛まなければいけないと判断したら、舌が食べ物を奥歯の上にのせます。口腔内の感覚や過去の経験などから、適切な処理方法を瞬時に識別しているのです。

③食べ物を噛み砕く

噛むことが必要な食べ物だと判断したら、舌や唇、頬、あごなどを巧みに動かしながら、上下の奥歯で噛みます。食べ物を右の奥歯に持っていったり、左の奥歯に持っていったりしながら口の中で取り回し、飲み込みやすい大きさになるまで、噛み砕いていきます。豆腐やプリンなどの柔らかい食品は、舌を口蓋（上あご）に当てて押しつぶします。

④飲み込む準備をする

十分に咀嚼したら、食べ物を舌の上にまとめて、飲み込む準備をします。

⑤舌を使って食べ物を飲み込む

十分に咀嚼された食べ物を、舌を使ってのどに送り込みます。そしてのどを強い力で絞り込み、食べ物を食道の中に送り込みます（飲み込み）。実はのどの前の壁は舌でできていて、喉を絞り込むのに大きな役割を担っています。

①〜⑤はふだん私たちが何げなく行っている「食べる」という行為です。これがいかに複雑かつ緻密な動きであるかということがわかると思います。

そしてこの一連の動きの中で、大きなカギを握っている器官が舌なのです。食べ物を噛むために、当然歯はあったほうがよさそうですが、舌は歯よりも重要な役割を果たしているのです。

- **食べ物を口に入れるとき、迎えにいって口の中に取り込む**
- **味や温度、物性を感知する**
- **食べ物を巧みに取り回し、咀嚼をサポートする**
- **噛み終わった食べ物をまとめる**

・のどに送り込んで飲み込む

これらの動きの中心は、舌です。舌がしっかり働いてくれているからこそ、私たちは食べ物を噛み、飲み込むことができるのです。

おいしく食事ができるのは、舌の働きがあってこそ、なのです。

うまく飲み込むコツは舌のパワーがカギに

さて、次は、食べ物を飲み込む嚥下《えんげ》について、あらためて詳しく見ていきます。

①食べ物を咽頭《いんとう》（のどの奥）へ押し込む

十分に咀嚼《そしゃく》され、口の中でまとめられた食べ物は、舌を使って咽頭へ押し込まれます。

②食べ物を食道へ送り込む

咽頭を強い力で絞り込み、食べ物を一気に食道へ送り込みます。

食べ物を飲み込む瞬間、私たちは0.5秒間だけ息を止めています。この0.5秒間で、気管を閉じて食道を開くという、実に器用なことを行っているのです。0.5秒間という絶妙なタイミングで「息をする」「飲み込む」という、生きるために大切な２つの動作を切り替えているというわけです。

のどを通った食べ物は、食道が開いた0.5秒の間に、一気に食道に送り込まれます。そして食べ物が食道に入ると同時に、気道が開いて呼吸が再開するのです。そして食べ物は胃へと送られます。


この「飲み込む」という動作では、舌が大きな威力を発揮します。食べ物を咽頭に押し込む、そして食べ物を食道へ送り込むといった一連の流れは、主に舌のパワーによるものです。

実は舌というのは鏡で見ることができる部分だけでなく、のどの奥（下）のほうから伸びています。だからこそ、飲み込むときにも大活躍するのです。

そのため、舌をはじめとする口腔機能が弱まってしまうと、舌のパワーも弱まり、0.5秒間のタイミングも誤作動を起こすことになります。その結果、嚥下《えんげ》障害を起こし、誤嚥《ごえん》性肺炎や窒息事故につながってしまうのです。

ちなみに、0.5秒間で、気管を閉じて食道を開くという不思議なメカニズムを持っているのは、地球上に約6000種存在する哺乳類の中で人間だけ。それゆえ、人間は

誤嚥や窒息を起こす宿命を負った唯一の動物といわれています。

食べるという行為は、咀嚼（噛むこと）と嚥下（飲み込むこと）の2つの動作により成り立ちますが、そのどちらにも、舌が非常に重要な役割を果たしていることがおわかりいただけたかと思います。

口とのどの断面図

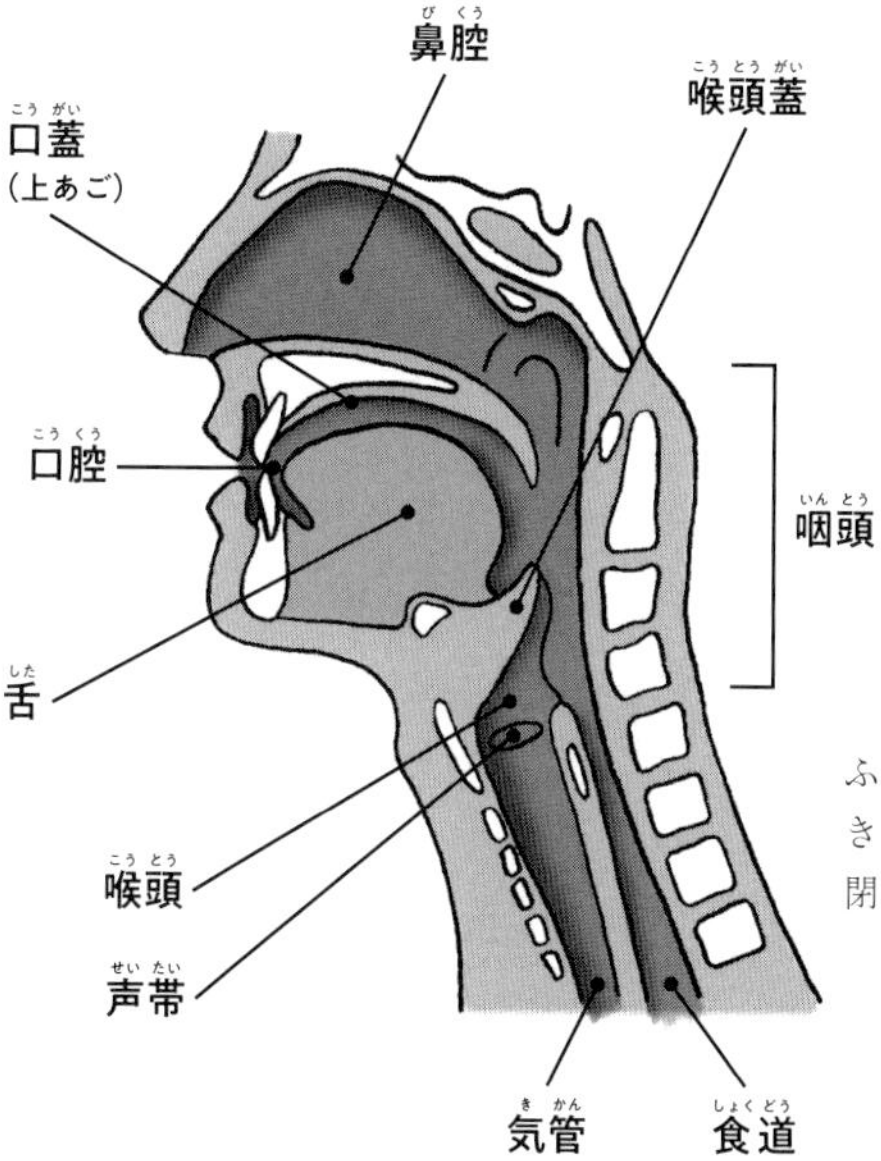

ふだんは気管は開き、食道の入り口は閉じています。

食べ物を飲み込むとき

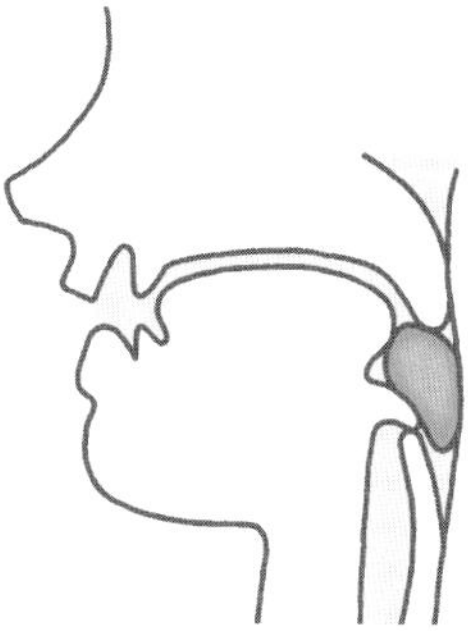

噛み砕いた食べ物(食塊)を飲み込む際は、喉頭蓋が下がって気管の入り口をふさぎます。

舌や頬を噛むのは口の機能が低下した証拠！

噛む、飲み込むなどの食べる力は、歯だけではなく、舌をはじめとする口の機能が非常に大切だとお話ししてきました。

となると、「舌や口の衰えの兆候は自分でわかるの？」という疑問がわいてきたのではないでしょうか？　次のようなことが増えてきたら、舌や口の「老い」が始まっている可能性があります。

・食べこぼす

食事中に食べ物が口からこぼれる状態です。私たちは、食べ物を口の中に取り込むときや食べ物を噛むときは唇を閉じます。この閉じる行為がうまくできなくなると、食べこぼしが生じます。

・誤嚥《ごえん》する、むせる

誤嚥は食べ物が誤って食道ではなく気管に入ってしまう状態です。むせは、誤嚥を起こしたり、食べ物が気管に入ってしまい、それを押し出そうとしている状態です。どちらも舌やのどの機能が弱くなっていたり、飲み込みのタイミングがうまくいかなかったりして、誤作動を起こすことが原因です。

・舌や頬を噛む

咀嚼《そしゃく》中の舌やあご、頬の動きなどの協調性が悪くなり、誤作動を起こすことが原因です。

・口角が下がってきた、ほうれい線が濃くなってきた

頬や口の周りにある口輪筋《こうりんきん》、頬筋《きょうきん》などの筋力が弱まっていることが考えられます。

・のどぼとけが下がってきた

加齢に伴いのどぼとけの位置は下がります。通常舌をはじめとする筋肉がのどぼとけを持ち上げていますが、舌の機能や筋力の低下などによって、舌骨《ぜっこつ》ごと舌が下がり、同時にのどぼとけの位置も下がってきます。進行すると嚥下《えんげ》障害などの大きな原因になります。

・ブクブクうがい（水を含んで、口中で水を移動させながらすすぐ）をしたとき、出てくる食べかすが増えた

舌が食べ物をうまくまとめられず、口の中に食べかすが残りやすくなっているために起こります。歯周病などによって歯ぐきのすき間が増えていることも原因です。

・人と食事したとき、自分だけ食べるのが遅い

舌が食べ物をうまくまとめられないため、噛む、飲み込むがスムーズにいかずに、食事に時間がかかるようになります。

・話が聞き取りづらいと言われるようになった

舌や口周りの筋肉、またはのどの衰えによって、発音や構音《こうおん》（１１２ページ）がうまくいかなくなります。

嚙む、飲み込むなどの動作は、舌の巧みな動きや各器官の絶妙なタイミングによって行われています。口や舌の機能が低下すると、さまざまな誤作動を起こすことが増えてくるのです。

誤嚥やむせは、比較的若い世代でも起こっているのではないでしょうか？

私自身、急いで食事をしているときに誤嚥やむせを起こすことがあります。急いで食べたときなどは誰にでも起こりやすいですが、頻発するようになったら注意が必要です。

また、食べこぼしが増えた、うがいをしたとき食べかすがたくさん出てくる、食事のスピードが遅い、話が聞き取りづらいなどの症状は、要注意といえます。

いずれにせよ、これらの症状は、舌をはじめ口腔機能が衰えはじめているサインといえるでしょう。

噛めない原因が見つけられる「口腔機能低下症」の検査とは

口にはさまざまな機能があります。

・食べ物の入り口→食べる
・空気の入り口→息をする
・声を出す→話す

これらは生きるために、そして人が人であるために大切な機能です。

人間にとって口は命の源であり、生活の基盤。

口の機能が低下するということは、生命の危機、生活の危機ともいえます。

ここで、「自分の口の中は大丈夫かな?」と心配になった人も多いのではないでしょうか。

口腔機能の低下が、老後の栄養不足や体力低下、あるいは認知症や寝たきりなどを招くおそれがあることが、注目されはじめています。

そこで、日本老年歯科医学会は、口の機能が低下している状態を「口腔機能低下症」と定義しました。

口腔機能低下症は、噛む力や舌の力、舌や唇の運動機能、飲み込む力などのうち、複数の機能が低下している状態です。口腔機能低下症と診断されたら、適切な訓練や指導を受け、早期対策をはかることが大切です。

口腔機能低下症の項目と判定方法

口腔機能低下症は、歯科医院で以下の7項目を検査することで診断されます。

①口腔不潔

口腔内で細菌や微生物が増加している状態です。

細菌カウンタという測定器で、舌の細菌数を測定、もしくは視診で舌の状態を調べます。

②口腔乾燥

唾液分泌の低下による口腔内の乾燥、あるいは乾燥感（自覚症状）のある状態です。口腔水分計を使い、舌の上で湿潤度を測定します。

③咬合《こうごう》力低下

歯（義歯）で噛む力が低下している状態です。デンタルプレスケールという特殊なシートを噛んで、噛む力を算出します。

④舌口唇運動機能低下

舌や唇の運動速度や巧みさが低下している状態です。「パパパ……」「タタタ……」「カカカ……」を、1秒間に6回以上言えるかを測定します。

⑤低舌圧

舌を動かす筋力が低下し、舌と口蓋《こうがい》（上あご）や食べ物との間に発生する圧力が低下した状態です。

舌圧測定器で、空気の入ったバルーンを舌で口蓋に押しつけて計測します。

⑥咀嚼《そしゃく》機能低下

咬合力の低下や口腔内環境の悪化により、食べ物を噛み砕く機能が低下している状態です。

検査用のグミゼリーを噛んだあと水を口に含み、水に溶け出す糖分（グルコース）の濃度を測定します。

⑦嚥下《えんげ》機能低下

飲み込む機能が低下している状態です。

飲み込む際の状況をチェックシートで確認します。

この7項目を専用の機器等を使って測定し、評価基準に該当する項目が3項目以上あれば、「口腔機能低下症」と診断されます。

口腔機能低下症の検査は保険がきく！

2018年4月から、口腔機能低下症の検査や指導が保険適用になりました。口腔機能の低下が気になる人は、ぜひ歯科で受診されることをおすすめします。

ただし、歯科医師への周知の遅れ、検査に必要な機器の不足などにより、すべての歯科医院で口腔機能低下症の検査が受けられる状態には、まだ至っていません。

かかりつけの歯科医で「口腔機能低下症の検査はできますか？」と聞き、「うちではまだやっていません」ということであれば、検査ができる医院を紹介してもらいましょう。

歯科医師も患者も、「口腔機能低下症」への理解を深め、口の中の健康を維持する習慣を身に付けることで、高齢になってからも、豊かな食生活と全身の健康を実現できるのです。

column

噛む力が弱まると太る!?

噛む力が弱まると食べにくくなり、“やせる”と考えるのが普通です。でも、実は太ってしまう人も少なくありません。

噛む力が弱くなると、堅いおせんべいなどはもちろん、肉類や繊維の多い野菜類も食べづらくなります。そうなると、噛む力が弱くても食べやすいご飯やめん類ばかり食べるようになり、栄養が偏りがちに。そして、摂取カロリーが過多になって体重が増え、病気を引き起こす原因になることもあります。

高齢になっても、いえ、高齢者こそ、たんぱく質は必須です。なぜなら、たんぱく質は体の構成成分になり、筋肉を維持するうえで欠かせない栄養素だからです。肉類が食べにくくなったら、自分が食べやすい（噛める）食品からたんぱく質をとりましょう。たんぱく質＝肉類、ではありません。煮魚や豆腐、卵、牛乳やチーズなど、良質なたんぱく質を含む食品はたくさんあります。

また、野菜に含まれるビタミンやミネラルも、とりたい栄養素のひとつ。野菜が食べづらくなったら、小さめに切る、繊維に垂直に切る、柔らかめにゆでるなど切り方や調理法を工夫しましょう。野菜ジュースもおすすめです。

栄養バランスの整った食生活は、健康な体を維持するための基本です。病院の管理栄養士に相談するなどして、たんぱく質やビタミン、ミネラルをきちんととれる食生活を心がけましょう。

第3章 生きる力は「舌」で決まる

閻《えん》魔《ま》さまはなぜ舌を狙う？

噛んだり、飲み込んだりするときには、舌の力が非常に重要である。第2章で、このことがおわかりいただけたかと思います。

ところで、昔の人は子どものしつけなどで、よく言っていました。

「嘘をつくと閻魔さまに舌を抜かれるぞ」と。

これは、嘘をつくと地獄に落ちて、閻魔さまに舌を抜かれて二度としゃべれなくなるという話です。

閻魔さまというのは、仏教などでいう地獄の主。真っ赤な顔をした恐ろしい形相の閻魔さまは、地獄で待ち構えて、死者たちに裁きを下すのです。

みなさんも物語などで、閻魔さまの手下の鬼たちがペンチのようなもので死者の舌を抜いているという恐ろしい絵を見たことがあるのではないでしょうか？

さすがは地獄の主である閻魔さまです。「歯を抜くぞ」ではなく、「舌を抜くぞ」なのですから。

舌を抜いたら、食べることも噛むことも話すことも難しくなります。

口の機能を維持するためには、歯やあご、頬の筋肉、舌など、さまざまな器官が連携することが必須ですが、やはり要となるのは舌です。

私の勝手な考えですが、閻魔さまは人間の急所、生きていくための大切な器官を知っていたのでしょう。

ちなみに、仏教の地獄では、現世で罪を犯したものが、その罪によってさまざまな拷問を受けるとされているのですが、舌は焼かれたり、抜かれたり、串に刺されたりと、さんざんな目にあうようです。

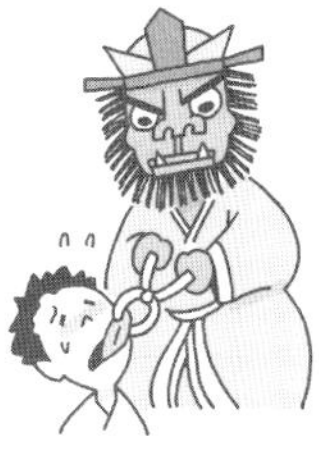

「歯があれば噛める」という勘違い

高齢の人が、次のようなことを言うのを聞いたことはありませんか？

「最近、堅いものが噛みにくい」
「食事のスピードが落ちているみたい」
「入れ歯の調子が悪くてつらい」

ふつうの人はこう聞くと、「きっと、高齢で歯が悪くなっているからだろう」と考えがちです。歯科医に相談したら「義歯の調整をしておきましょう」といわれるかもしれません。

しかしこれらの症状は、決して歯だけが原因ではありません。
舌の力が弱くなっていたり、あるいは舌の巧みな動きができなくなっていたり、あごや頬、唇などの力が弱くなっていたりと、口の中の機能が全体的に下がっている証拠なのです。

噛む力の決め手となるものは？

咀嚼《そしゃく》力（噛む力）というのは、決して歯だけで決まるわけではありません。一般的には、次のような式で表すことができます。

咀嚼力＝①咬合《こうごう》支持×②口の力強さ・巧みな動き×③認知機能

これまでは、①の咬合支持（奥歯がどのくらい咬み合っているか）ばかりが注目され、②の口の力強さ、巧みな動きや、③の認知機能（食べ物の物性などを判断し、適切に処理する力）がなおざりにされがちでした。しかし、咀嚼において特に重要な、②の口の力強さ、巧みな動きは、主に舌が支えています。

咀嚼力が落ちれば堅いものが苦手になったり、食事のスピードが落ちるのも当然です。いくらいい入れ歯を作っても、舌の動きが低下していると、うまく噛むことができません。

知っておいてほしいのは、歯はあるに越したことはないが、あればいいというわけではない、ということです。いくら歯があっても、うまく食べられない、噛めないという現実があるのです。

逆に言えば、たとえ歯がなくても、舌や歯ぐき、頬の筋肉などが健康であれば、ある程度食べられる、噛めるというケースもあります。

口の健康とは、歯をはじめ、舌、頬、あご、唇など、食べる話すといった動作に必要なすべての部位が健康であることを指します。これらの器官、そして命の泉ともいえる唾液が口の中にあってはじめて、噛めるのです。

その中でも特に注目してほしいのは、舌。

舌は「食べる」「噛む」といった動作において、中心的な役割を果たす器官です。

舌の力をあなどるなかれ。

舌の老化があなたの健康を脅かす可能性もあるのです。

口とのどの断面図

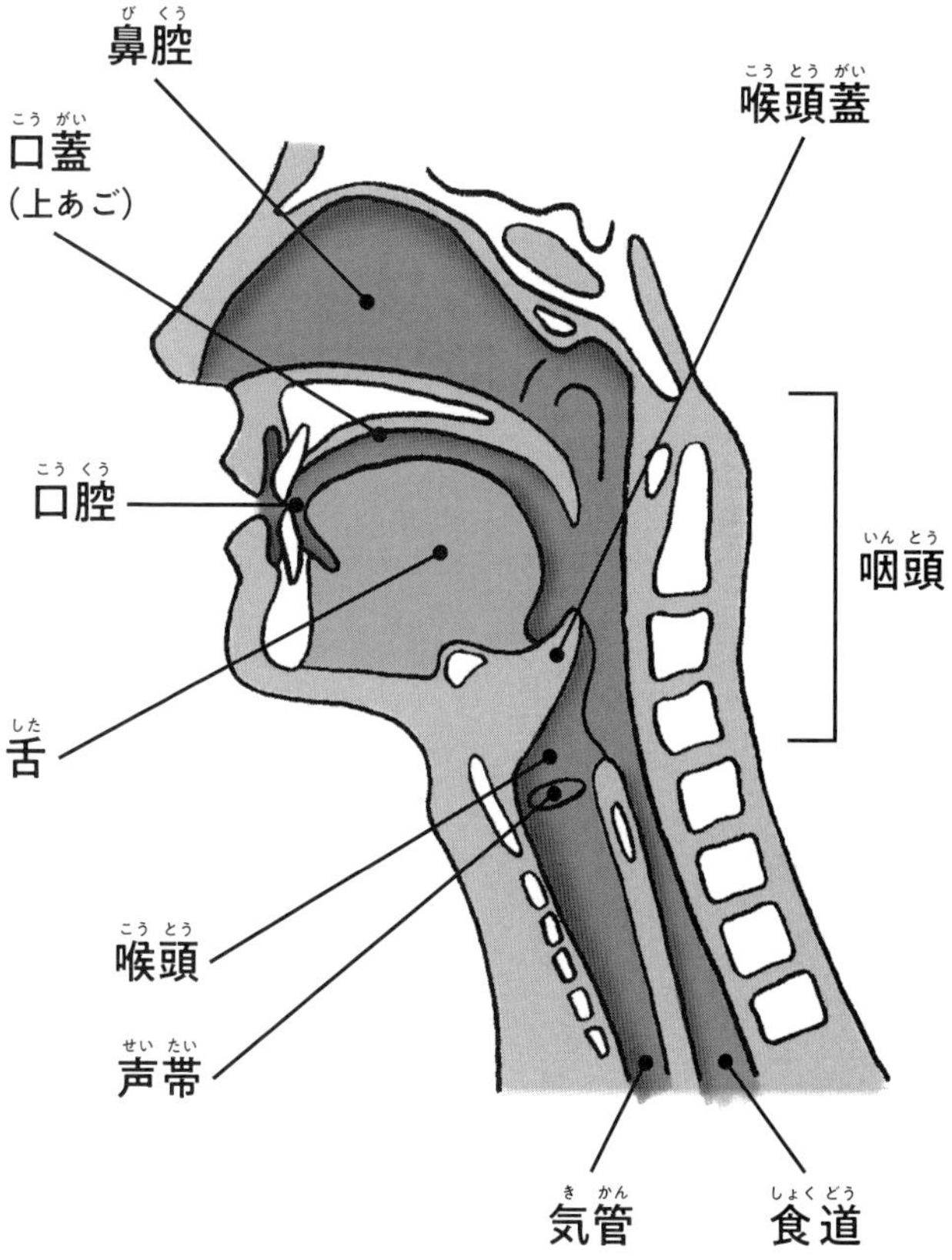
鼻腔《びくう》
口蓋《こうがい》
(上あご)
口腔《こうくう》
舌《した》
喉頭《こうとう》
声帯《せいたい》
喉頭蓋《こうとうがい》
咽頭《いんとう》
気管《きかん》
食道《しょくどう》

歯がなくても食べられたきんさん、ぎんさん

みなさんは、きんさん、ぎんさんを覚えていますか？

１９９０年代に話題となった長寿の双子姉妹で、１００歳を超えても、２人とも明るく元気でした。

当時はテレビ番組やＣＭなどに引っ張りだこ、写真集やＣＤも発売され、日本中で大ブームになりました。

きんさん、ぎんさんのユーモアあふれる名古屋弁でのおしゃべりは、とても人気がありました。食事は、肉や魚、揚げ物、野菜の煮付けなど、ふつうの人とほぼ変わらないものをバランスよく食べていたそうです。

そこで「きんさん、ぎんさんに、歯はあったのだろうか」という疑問が湧いてきませんか？

果たして、きんさん0本、ぎんさん3本、2人合わせた歯の数は3本でした。地元の歯科の先生たちは2人に入れ歯をすすめたそうですが、「困っていないから、けっこうです」という返事だったそうです。

きんさん、ぎんさんは、100歳を超えて、かつ歯が(ほとんど)ないのに、元気におしゃべりをしたり、食事をしたりしていたのです。「歯を大切に」と考える歯科医からすれば、ある意味不都合な真実といえるのです。

きんさん、ぎんさんの例から学ぶべきことは、「食べるため、話すために重要なのは、いったいなんだろうか」ということです。

テレビで目にする2人は、おしゃべりがとても上手でした。年齢の割には滑舌もよく発声もしっかりしていて、聞き取りづらいということもありませんでした。

歯はないけれど、口や舌がよく動いていたのでしょう。

通常であれば、歯が失われると舌をはじめとする口腔機能全体が衰えてくる傾向があります。そのため、食べることや話すことが難しくなるのですが、おそらくきんさん、ぎんさんは、舌の力が人よりも強かったのではないでしょうか。

舌や口周りの力を人一倍維持していたため、歯がなくても、食べる、話すを支えることができたのです。

歯がなくても普通の食事ができるのは、食べ物を舌で口蓋《こうがい》（上あご）にこすりつけてつぶしたり、舌と歯ぐきで噛み砕いたりしているから。これは、舌が強くなければ、できることではありません。

きんさんは１０７歳、ぎんさんは１０８歳で亡くなりました。きんさん、ぎんさんに健康な歯が残っていたら、あるいは、適切な入れ歯を使っていたら、さらに長生きできたのではないでしょうか。実際に、歯が0本のきんさんよりも歯が3本あったぎんさんのほうが長生きだったのは、残っていた歯のおかげかもしれません。

ここで言いたいのは、「歯がなくても大丈夫」とか「歯のない長寿を目指そう」ということではありません。

舌や頬など、歯以外の部位の働きが、いかに重要かということです。歯がなく、舌や頬の力も弱かったら、きんさん、ぎんさんのように話したり、食べたりすることはままなりません。

一番よいのは、健康な歯を持ち、さらに舌や頬の筋力が維持されていることなのです。

窒息事故は舌の衰えが原因

窒息事故で毎年1万人近くの人が亡くなっています。

ちいさな町や村なら、ごっそりなくなってしまうくらいの死亡者数なのです。

では、窒息事故はなぜ起こるのでしょうか?

私たち歯科医師らによる研究グループの研究結果から、窒息事故の原因となるのは、次の3つです。

- **咀嚼《そしゃく》機能（噛むこと）の低下**
- **嚥下《えんげ》機能（飲み込むこと）の低下**
- **認知機能（脳による判断力）の低下**

窒息するということは、のどが詰まるということですから、嚥下機能だけの問題であるととらえられがちです。「お年寄りだから嚥下機能が落ちて、のどに詰まってしまったのだろう」ということになるわけです。

しかし、咀嚼機能や認知機能も、窒息事故の原因となるカギを握っています。

例えば認知機能が低下すれば、丸飲みや詰め込みが多くなります。

認知症が進むと食事のスピードをうまく調整できず、いわゆる早食いになってしまう人が少なくありません。食べるという動作をうまくコントロールできないために、窒息事故につながるというわけです。

そして窒息事故は、咀嚼機能の低下が最も大きな原因である、という研究結果が出ています。

よく噛めないために、食べ物を十分に噛み砕かず、そのまま適当にのどに送ってしまうわけです。

みなさんもよく噛まずに急いで食べたり、うっかり大きな肉の塊を噛まずに飲み込んでしまったりして、のどが詰まりそうになることがあると思います。

咀嚼機能が落ちると、まさにそういった状態が頻発するのです。そこで嚥下機能や認知機能が働けばまだしも、高齢者は嚥下機能も認知機能も低下しているために、窒息事故が起きてしまいます。

窒息事故はのどで起こりますが、その原因は噛む過程にあったというわけです。舌と歯を使って食べ物をしっかりと噛み砕いていれば、そして舌の力がしっかり働いて、食べ物を食道へと送り込むことができていれば、防げる窒息事故はたくさんあったはずです。

しっかり噛むことが、窒息予防になるのです。そして、しっかり噛むには、舌の巧みな動きやパワーが欠かせないのです。

column

窒息事故は交通事故より多い!?

「事故で亡くなる」と聞いて、みなさんはどんな事故を思い浮かべますか？

多くの人が想像するのが、やはり交通事故ではないでしょうか。しかし、実は交通事故よりも死亡者の多い事故があるのです。それが、窒息事故です。

不慮の事故による年間の死亡者数を見てみると、交通事故が５２７８件、窒息事故が９４８５件です（２０１６年「人口動態統計」厚生労働省）。

不慮の事故による死亡者数が一番多いのは、窒息事故。しかも、その数は交通事故死の約１・８倍です。

交通事故による死亡者数のピークは、１９７０年の1万６７６５人でした。ピーク時にくらべると、現在は3分の1以下に減っています。車の安全性向上、交通違反への取り締まり強化、シートベルトの着用や交通マナーの向上など、国や企業、自治体によるさまざまな取り組みの成果といえます。最近では衝突を防止する車なども開発され、交通事故の死亡者数は今後ますます減少することでしょう。

対して、窒息事故の死亡者数は2006年に交通事故死亡者数を追い抜き、じわじわと増え続けています。このことから窒息事故予防については、対策が不十分であるか、あるいは対策がほとんど功を奏していないということがわかります。

交通事故よりも窒息事故のほうがはるかに死亡者数が多いという事実も、ほとんど知られていません。死亡者の出るような交通事故はニュースになりますが、窒息事故がニュースになるのは、「○人の高齢者がもちを詰まらせて亡くなった」というお正月の数日間くらいです。

窒息事故を起こすのは、中には若者や小学生以下の子どももいますが、主に高齢者であり、日本の高齢化が事故増加の原因のひとつともいえます。

予防と対策を周知し、対策をとることで、防げる窒息事故はたくさんあるはずです。

高齢化がますます進む日本では、解決していかなければならない問題だと思っています。

食べ物と舌や歯の機能が合っていないと、窒息事故は起きる

窒息事故を起こしやすいのは、高齢者のほかに乳幼児や子どもです。

子どもの窒息といえば、こんにゃくゼリーを食べて亡くなった痛ましい事故が頭に浮かびます。こういった事故によってこんにゃくゼリーは一躍悪者になりましたが、決してこんにゃくゼリーが悪いわけではないのです。それが証拠に、窒息事故全体で見ると、のどに詰まらせた食べ物の上位は、もち、ご飯、パンなど。こんにゃくゼリーは窒息事故全体の割合からみれば、ごくわずかです。

こんにゃくゼリーの場合、あの独特な弾力が子どもやお年寄りにとっては、噛みにくさ、飲み込みにくさにつながります。よって、舌や歯などの機能が発達した大人が食べるのには、問題ありません。つまり、窒息事故の原因は食べ物そのものではなく、その人の咀嚼《そしゃく》機能や嚥下《えんげ》機能に合っていないことにあります。

ちなみに、現在はこんにゃくゼリーのパッケージには、「子どもや高齢者は食べな

いでください」といった警告文が大きく表示されています。

高齢者の正月は危ない！

東京消防庁管内では、年間１７０３人の高齢者（65歳以上）と１３５６人の乳幼児が、窒息や誤飲により救急車で運ばれました（２０１６年）。

なぜ、高齢者と乳幼児の窒息事故が多いのでしょうか？

高齢者の食品による窒息事故が多い季節といえば、やはりお正月です。過去の経験値や判断力から、「おもちは食べられる」と思い込み、のどに詰まらせてしまうのです。前述したように、高齢者は咀嚼機能や嚥下機能が落ちている場合が多いのですが、その判断を誤ってしまうのです。

乳幼児や子どもの場合は、これと異なります。乳幼児や子どもは、咀嚼、嚥下、認知といった部分が未成熟のために起こります。身体機能が大人ほど発達していないのですから、これは当然といえます。

最近では、消費者庁が節分の時期に、「3歳未満の子どもに節分の豆を食べさせないように」という呼びかけをしています。いくら歯が生えてきたからといって、幼児はまだまだ舌の動きも稚拙で噛む力が不十分。節分の豆やピーナッツで子どもがのどを詰まらせる事故が頻発しているのです。よちよち歩きの子どもにあの堅い豆を食べさせるのは、歯もなく舌の動きもなくなったお年寄りに、もちを与えるようなものです。

その点、経験値や判断力がある大人の場合、歯の悪い人は堅い豆を見て、「これは遠慮しておこう」となるわけです。

窒息事故を防ぐために

食品による窒息事故を防ぐには、次のことに気をつけましょう。

- **食品の物性や安全な食べ方を知る**
- **食べやすい大きさにして、一口量を多くしない**

・口の奥のほうに押し込まず、手前に取り入れる
・よく噛み、唾液と混ぜ合わせる
・食べることに集中する（おしゃべりしながら、遊びながら食べない）
・食べている途中で上を向かない
・食べるときは、誰かがそばにいて見ている

ご家族に高齢者や小さな子どもがいる場合、「自分と同じように食べられる」とは思わないことが大切です。

窒息は咀嚼機能、嚥下機能、認知機能の低下が原因となって起こります。舌の機能が未発達な子どもや、舌の機能が衰えている高齢者については、不注意な食事が危険を招くこともあることをぜひ知っておきましょう。

column

話を聞き返されるのは、舌の機能が落ちているから

小さな子どものおしゃべりは、かわいいものです。なぜ、かわいらしく聞こえるのかというと、実は舌足らずだから。ジュースを「ジューチュ」、お水を「おみじゅ」などといいますが、これは舌の機能が未成熟だからこその発音なのです。

その後、成長につれてしっかり話すことができるようになりますが、高齢になると再び、発音が下手になり、聞き返されることが多くなります。その原因は、舌の機能が落ちてくるから。子どもの舌足らずが成長段階に見られる現象であるのに対し、高齢者のそれは、残念ながら下り坂の現象といわざるをえません。

舌や口周りの機能もまた、他の器官と同じように、成長とともに上がっていき、老化が始まると下がっていくのです。

ちなみに、ひどく酔っ払ったときなども、言葉が不明瞭になります。これは、脳からの指令がうまく働かなくなったから。「呂律《ろれつ》が回らなくなってきた」などと表現しますね。

舌の汚れ（舌苔《ぜったい》）は舌の機能の低下を表す

歯を磨かないと、歯の表面に歯垢《しこう》が付着し、虫歯や歯周病の原因になります。だから、私たちは毎日歯を磨きます。

一方、舌の場合、表面にうっすらと白っぽいものがつくことがあります。これを舌苔といいます。

舌苔は、舌の汚れです。舌の表面をよく見てみると、小さな突起がたくさんあるのがわかると思います。これは茸状《じじょう》乳頭や糸状《しじょう》乳頭と呼ばれるものですが、この突起による凸凹に食べかすや細胞のかすなどがたまることで、舌苔が付着します。

しかし私たちは通常、舌を磨いて舌苔を取る必要はありません。食べたり話したりすることで舌が動き、大部分は自然に取れてしまうからです。

このように、口の中はある程度自浄作用が働くのですが、舌の動きが悪くなったり、唾液の量が減ったりすると、舌苔が取れにくくなります。

舌苔の付着は、舌の機能が衰えている証拠。口を動かさなかったり、噛めていなかったりすることで起こるのです。そして、まさに苔のように厚くたまっていき、白色、黄色、褐色などの舌苔がこびりついた状態になります。

舌苔が多く付くようになったら、まずは歯科医に相談しましょう。そして、口腔機能低下症（74ページ）の検査などを受け、機能面に問題がないか診断し、予防・改善に努めることが大切です。

繰り返しになりますが、舌苔が付くのは舌を磨かないからではなく、舌の機能の低下が原因です。

高齢者の舌苔はブラシなどで手入れする

舌苔がたまり、そこに細菌が繁殖することで、口腔内の環境は著しく悪化します。口臭の原因になったり、舌と接する上あごも汚れやすくなったり、進行すれば味がわからなくなったりします。もちろん、細菌が繁殖することで、誤嚥性肺炎《ごえんせいはいえん》の原因にもなります。高齢者などで舌苔が付着している場合は、舌の機能訓練とあわせて、軟らかいブラシでやさしくかき出すなどのケアが必要です。

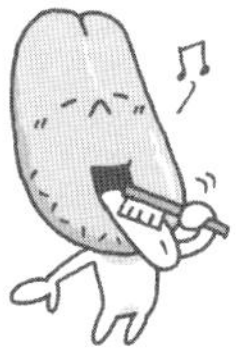

舌を動かすと、歯はきれいになる

前項で、舌がしっかり動いていることで、舌苔が溜まるのを防いでいるという話をしました。

実は、舌をよく動かすことは、歯にもとてもよい影響があるのです。

ここで、川の流れを想像してみてください。

流れの速い急流や激流には、落ち葉などのごみはありません。流れる水も透明で、泥などが流されて川の底にはきれいな石があります。

対して、川の水が溜まっているところやゆっくり流れるところでは、ごみが溜まったり、泥などが堆積して淀んでいます。


口の中も同じです。

おしゃべりをしたり、よく噛んで食べたりすることで、唾液の分泌がよくなったり、活性化したりして、自浄作用がしっかり働くようになります。口の機能がしっかり働いていると、口中をきれいにしようとする力も働き、自然と歯に汚れが溜まりにくくなり、歯の健康が保たれるというわけです。

歯磨きをしても、自浄作用が落ちると歯が汚れる

歯が汚れる原因のひとつは、口の機能の衰えによる自浄作用の低下といえます。以前と同じように歯磨きをしていても、歯の汚れが気になったり、歯垢が付きやすくなったりしているなら、舌をはじめとする口の機能が衰えている可能性があります。

高齢になって、要介護になったり、寝たきりになってしまうと、口の中がひどい状態になってしまうことが多くなります。

なぜなら、歯磨きがうまくできないだけでなく、舌や口を動かせなくなり、自浄作用が低下するから。舌をはじめとする口周りの筋力が衰えたり、唾液の分泌が悪くなっ

たりすることで、歯に汚れが付きやすくなり、虫歯や歯周病が進行してしまうのです。

口の機能が低下したら、本来なら今まで以上にきちんと歯磨きをしなければならないのですが、認知機能の低下などにより、自発性が失われたり、手先も器用に使えなくなったりするため、自然と歯のケアがおろそかになるのです。そこで、一気に歯が悪くなってしまうという悪循環になります。

食べることで口の中はきれいになる

ものを食べることは虫歯の原因というイメージがありますが、実は食べることでも、ある程度口の中はきれいになるのです。

特に堅いものを食べるときは、たくさん噛んで舌や頬、あごをしっかり動かさなければなりませんし、唾液もたくさん出るので、口の中の自浄作用が働きやすくなります。

ところが、堅いものが苦手になって流動食のような食事が増え、口もあまり動かさなくなると、当然汚れが溜まりやすくなります。どろどろした食べ物は口の中に残りやすく、舌や口を動かさないために口の中が淀んだ状態になるため、菌が繁殖するのにぴったりの場所になってしまうのです。

小さなごま粒をより分けることができる舌の鋭さ

自分の舌が動いているところを見ることはまずありませんから、私たちは舌の動きをあまり意識しません。しかし、舌は巧みに形を変えながら、ものすごい働きをしているのです。

例えば食事のとき。舌は食べ物を口の中に引き込んで、食感や温度、味を感じたり、噛むために器用に口の中で取り回したり、飲み込むために咀嚼《そしゃく》の終わった食べ物を舌の上でまとめたりと、大忙しで働いています。

ゴックンと飲み込むときにも、舌の動きが重要です。舌が口蓋《こうがい》（上あご）に向かって押し上がり、口の中の圧を高めて、舌根《ぜっこん》部で食べ物をのどに送り込みます。

また、舌は驚くほど感覚の鋭い器官です。

例えば髪の毛が1本でも口の中に入れば、舌はそれをすぐさま感知して、より分けます。また、食べ物にかかっているごま粒を感知し、より分けてカチッと噛んで風味を楽しむなんていうことも、舌の感覚が鋭く、動きが巧みだからこそできるのです。

舌はなぜ、ここまで発達したのでしょうか。

第2章でも述べたように、咀嚼や嚥下《えんげ》というのは、絶妙なタイミングで行われています。たとえるなら、熟練したもちつき職人たちが、杵でつく動作ともちを返す動作をリズミカルに繰り返しているようなもの。それが、食事のたびに、私たちの口やのどで行われています。そしてたくさんの神経が集中する舌は、常に脳とさまざまな情報をやりとりしているのです。舌は連動するさまざまな器官の中心的役割を果たすために、動きが巧みになり、感覚が研ぎ澄まされたのでしょう。

また、昔は清潔な交じり気のない食べ物ばかりではなく、砂粒が交じったものを口に入れざるを得ないこともあったでしょう。そのため、食べ物に交じった異物をより分ける能力が発達したともいえます。

食べるために大切なのは舌のパワー

さて、本章では舌の機能がいかに大切かを述べてきましたが、ここでもう一度、舌の働きについて復習してみましょう。

咀嚼《そしゃく》や嚥下《えんげ》機能の衰えは、口周りの機能全体が低下することで起こりますが、食べるプロセス全体を見てみると、やはり大切なのが舌です。62ページや66ページで説明したように、舌は噛む、飲み込むといった食べるプロセスに大きく関わっています。

まず、口の中に食べ物を取り込み、舌を使って食べ物を取り回しながら噛み、飲み込みやすいようにまとめます。そして食べ物をのどに送るときは、舌を口蓋《こうがい》(上あご)につけて口腔内の圧を高め、咽頭《いんとう》へ送ります。そして舌根《ぜっこん》(下の奥のほう)を使って食べ物を一気に食道へ送り込みます。

このように、食べるためには、舌のパワーが非常に大切です。舌のパワーが弱まってしまうと、食べるという行為にダイレクトに支障をきたします。

日常生活において、私たちはあまりにも当たり前に舌を使っています。それゆえ、舌の重要性を認識することは、いままでほぼなかったのではないでしょうか。

この機会にぜひ、舌の重要性、我々が円滑な日常生活を送るうえで舌がいかに大切な器官かを、考えていただけたらと思います。

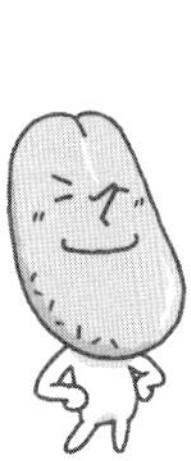

人を人たらしめるコミュニケーションにも舌は不可欠

食べるための咀嚼《そしゃく》機能、嚥下《えんげ》機能、味を感じるための味覚機能に加え、舌にはもうひとつの大切な器官があります。

それが、話すための「構音《こうおん》機能」です。

私たちは日頃から、舌を動かして音を作り出しています。

発声は呼気を肺からのど、声帯へと送り出すことで行いますが、さまざまな音を作り出す構音は、舌や唇の巧みな動きが大きな役割を果たします。

例えば、ラ行（ラリルレロ）は舌の先端を、タ行（タチツテト）は舌の前のほうを、カ行（カキクケコ）は舌の奥のほうを使っています。

私たちはふだん、何げなく話したり歌ったりしていますが、これは舌の巧みな運動機能によって支えられているのです。

ですから、舌の動きが悪くなれば、発音が不明瞭になり、言葉を伝達しにくくなります。さらに、歯を失うと空気の流れが変わるため、正しい発音ができなくなることがあります。

食べる、息をする、発声するというのは、他の動物と変わらない機能ですが、舌や唇で音を操りながら、相手とコミュニケーションをとるというのは、まさに人間だけが持つ能力です。音を産生するために唇や舌を巧みに動かしながら、コミュニケーションの道具としても、口を発達させてきたわけです。

ちなみに、さまざまな音を出せるのは、発声された音を口に導き、口の中で加工することができる人間の得意技といえます（皮肉なことに、このメリットを享受することにより、窒息のリスクをも負うことにもなりました）。

人間が地球上の支配者になれたのは、舌を含む口をコミュニケーションの道具として使ってきた賜物です。いうなれば、他の動物との情報戦に勝ったということです。

舌は人間が生き抜くために、そして、人が人であるために非常に大きな役割を担っている器官なのです。

column

腸を使えるなら腸を、口を使えるなら口を使え！

手術前などは、栄養管理をしやすいため点滴を使って静脈から栄養を入れる「静脈栄養法」に切り替えることがあります。

「静脈栄養法」は一時的にはよいのですが、長く続けると、腸が使われなくなるため、バクテリアルトランスロケーション（構造的変化によって、腸管内の細菌などが体の中に入ってしまう）が起こり、腸の免疫システムが壊れる場合が少なくありません。

そして、腸の免疫機構が保たれなくなると、さまざまな感染症を引き起こします。

腸の重要性を表した「If the gut works, use it!（腸を使えるなら腸を使え！）」という医療業界の名言があります。これは点滴ではなく、腸を使った「経腸栄養」の重要性を表しています。鼻からチューブを入れたり、「胃ろう」をすることで腸を使うことは達成できます。

同様に、私たちからすると、「If the mouth works, use it!（口を使えるなら口を使え！）」、です。経口摂取、すなわち口を使って食べることが可能であるなら、口を使って食べてほしいと思います。口を使うことは、腸を使うことにもつながり、一石二鳥となるからです。

第4章
日常生活でできる「舌」を衰えさせない方法

舌の筋肉に脂肪が混ざると、舌のパワーは下がる

ここで改めて、鏡で自分の舌を見てみてください。

舌って、とても不思議な器官だと思いませんか?

舌の表面は乳頭《にゅうとう》という突起があり、細かい凸凹状になっていて、全体は粘膜に覆われています。そして、舌の内部はほぼ筋組織、つまり筋肉でできています。そう、舌は筋肉のかたまりなのです!

舌の筋肉は、自由自在に形を変える内舌筋《ないぜつきん》、前後左右に動かす外舌筋《がいぜつきん》で構成されています。

通常、筋肉というのは骨と骨を結んで存在します。例えば腕や足の筋肉は、関節と関節の間にある骨に沿って発達しているため、筋肉が収縮することで、骨を動かすことができるわけです。つまり、動かすべき相手(骨)があるわけです。

しかし、舌は違います。舌は、上下左右に動かしたり、丸めたりと、自由に動かせる筋肉のかたまりにもかかわらず、先端はどこにもつながっていません。根元の舌根《ぜっこん》は舌骨《ぜっこつ》につながっていますが、先端はフリーの状態。そして先端がフリーだからこそ、舌は形を変えたり、自由自在に動かしたりすることができるのです。

人間の体の中で、こんなユニークな器官は舌だけです。

舌の組織はほとんどが筋肉ですが、実は脂肪がつくことがあります。

これは全身の筋肉にもいえるのですが、筋組織に脂肪が混ざるというのは、太っているとかやせていることとはあまり関係なく、主に加齢によるものです。そして、舌に脂肪がつくと、舌のパワーは弱まってしまうというデータも。つまり、高齢になると、舌に脂肪が混ざる↓舌のパワー（舌圧《ぜつあつ》）が弱くなる、という結果になるのです。

舌の筋力は動かすことで鍛えられる

加齢とともに全身の筋肉量が減少し、筋力の低下が起こることを「サルコペニア」といいます。高齢者のサルコペニア対策などという言葉を、みなさんも聞いたことがあるのではないでしょうか。

加齢とともに体のさまざまな機能が低下したり、パワーが落ちたりすることは、誰にでも起こる、ごく自然なこと。

これは舌も同じです。舌の機能やパワーは、加齢とともに低下します。

しかし、落ち込むことはありません。舌の筋力は、動かすことで強くすることができます。つまり、舌の筋力は、鍛えることである程度維持できるのです。

逆に言うと、使わないと筋力が落ちるということ。食事やおしゃべりなどできちんと舌を動かしているかどうかで、舌の筋力に差が出てくるのです。

舌の筋量は骨格筋量と相関する

舌の筋力を維持するためには、舌だけをよく動かして鍛えればいいかというと、そうではありません。

舌の筋量は、体の筋肉の多くを占める骨格筋量と相関することがわかっています。

つまり、骨格筋がしっかりついている人は、舌の筋量も維持されやすくなります。舌筋は骨格筋の反映であるといえるのです。骨格筋が衰えているのに舌筋だけがピンピンと元気、というわけにはなかなかいかないということです。

口腔機能が衰えた高齢者に、舌のトレーニングを指導したとき、骨格筋量の多い人はトレーニングに応じてよい結果が出やすく、骨格筋量の少ない人は測定値の上がり方が弱い傾向があります。

このことからも、全身の筋肉量が維持されている人のほうが、口腔機能が下がったとしても回復が早い、ということがわかります。

ですから、本書を読み、「舌を衰えさせないように、舌をよく動かそう」と思ってくださったみなさんには、まずは適度な全身運動、筋力トレーニング（筋トレ）をおすすめします。全身の筋力がある程度維持できれば、舌の筋力も自ずとキープできるからです。また、いざ、舌のパワーが弱くなり、舌のトレーニングをすることになったときも、比較的早い回復が見込めるからです。

舌の筋トレには上限がある

舌の筋力と体の筋力は相関するとお話ししてきましたが、異なる点があります。それは、舌の筋力には、上限があることです。

通常、体を鍛えれば、鍛えた分、筋肉量が増していきます。ですから、日頃から体を鍛えている人とそうでない人は、筋力にかなりの差があります。例えば、プロレスラーと一般の人が腕相撲をしたら、一般の人は勝つことができないでしょう。

しかし、舌は違います。ベースとなる舌の筋力には個人差が少なく、また、トレーニングしたとしても上限があるため、プロレスラーと我々の舌の力は、大差ないのです。

考えてみれば、舌の筋力に個人差がなく、トレーニングにも上限があるのは、当然のことかもしれません。我々の舌は、食べることや話すことに必要な筋力さえあればよく、舌を使って格闘したり、荷物を持ち上げたりすることはないのですから。

人間の体はよくできています。

食べたりおしゃべりしたりすることに不自由がないように、日頃から少し意識して口を動かし、舌の力をキープしていきましょう。そして舌の衰えが少しでも気になったら、ぜひ本書の体操（178ページ）に取り組みましょう。きっと、効果を実感できるはずです。

75歳を過ぎたら舌の衰えに要注意！

加齢に伴い筋力は衰えます。しかし、舌の筋力は、他の筋力とやや違った傾向が見られます。

左ページの表は、65歳時を100としたときの舌の繰り返しの動き、舌圧《ぜつあつ》（舌のパワー）、握力、脚力、歩行速度を年代別に計測したものですが、握力や脚力は大きく落ちているのに対し、舌の動きや舌圧の落ち具合は、比較的緩やかなのがわかります。

これは、生きていくために、口の機能が最も重要だからではないでしょうか。

人間には、歩く、走る、見る、聞くなど、さまざまな機能が備わっていますが、食べることや話すことを担う舌の機能は、生命線のため、最後まで守られるようになっているのでしょう。

このように、最後まで守られる舌のパワーですが、75歳を過ぎた頃から、スーッと落ちていきます。それまでは落ち具合が緩やかだったため、気づきにくく、自覚症状が出てからびっくりする人も少なくありません。また、自覚症状がなかったため、対策をとらなかった人も多いものです。

ただ、食べることや話すことは毎日のことですから、きちんと動かしてさえいれば、75歳を過ぎても舌のパワーを維持することは可能です。

少しでも長く舌のパワーを維持するために、日頃から適度に体を動かし筋力を保つこと、そして口をよく動かすことが何よりも大切です。

舌の繰り返しの動き、舌圧、握力、脚力、歩行速度の低下

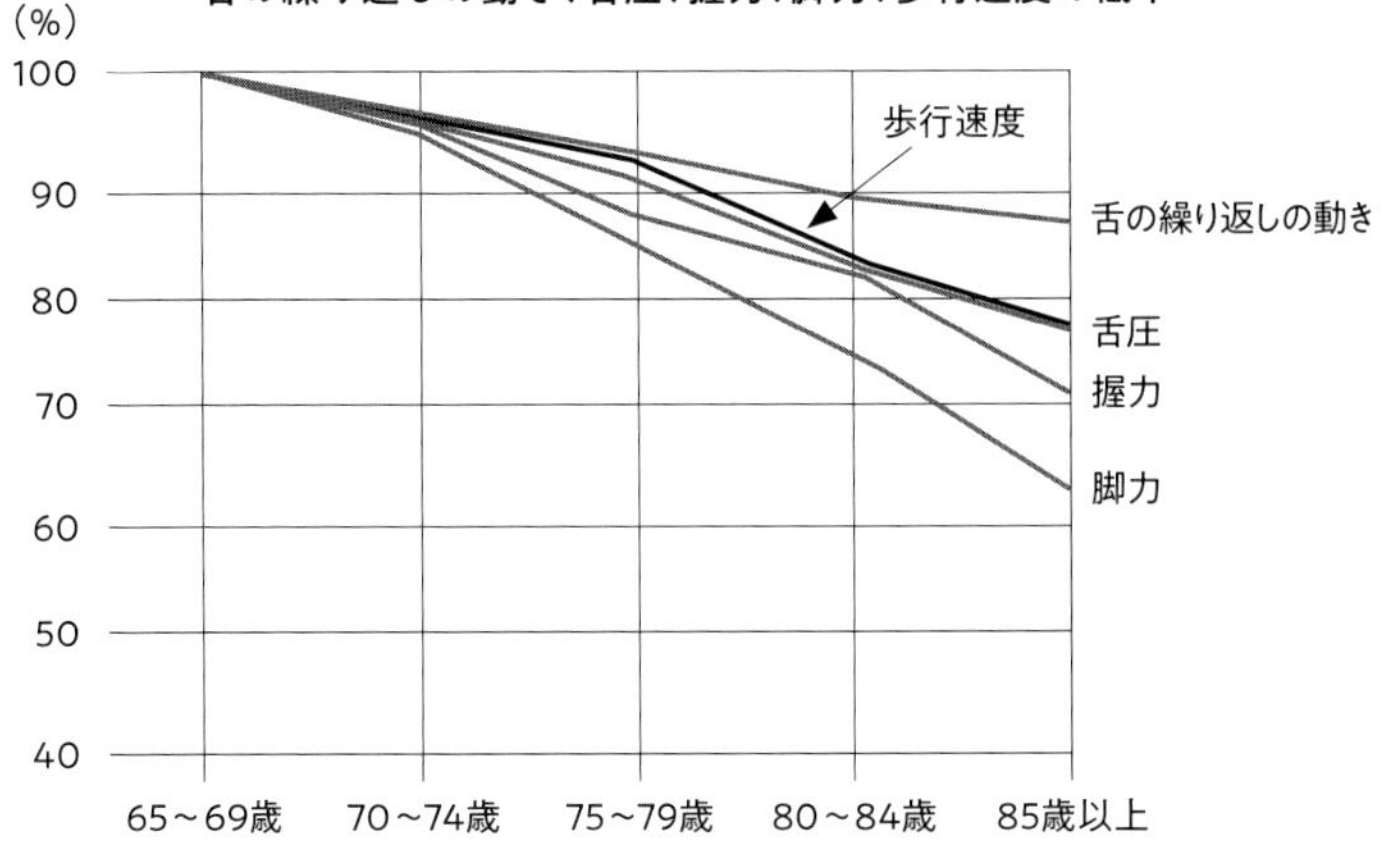

東京大学高齢社会総合研究機構、飯島勝矢ほか
厚生労働科学研究費補助金（長寿科学総合研究事業）「虚弱・サルコペニアモデルを踏まえた高齢者食生活支援の枠組みと包括的介護予防プログラムの考案および検証を目的とした調査研究」2012より

歯が悪いと、舌の筋力は高まることも

舌筋と骨格筋は相関すると話しましたが、舌と歯の関係はどうでしょうか。
実は、歯が悪かったり、歯を失ったりすると、舌がその分を補おうと頑張ります。そのため、舌の筋力が上がったり、維持されやすいというデータがあります。歯で食べ物を噛めない分、舌で食べ物を押しつぶして食べるようとするわけです。これは、生きるためになんとか食べ物を摂取しようとする、自然な成り行きといえるかもしれません。いわば、火事場の馬鹿力のようなものでしょう。

88ページで紹介したきんさん、ぎんさんも、同じだったのではないでしょうか。きんさん、ぎんさんは歯がなくとも、普通の人とほぼ同じ食事をとることができました。おそらく、舌筋が発達していたのでしょう。

そうはいっても、舌が歯の役割をすべて担ってくれるわけではありません。

歯を失うデメリットは、当然あります。

歯がないと食べられなかったり、舌だけでは噛みきれなかったりする食べ物はたくさんあります。健康の源は、多くの種類の食べ物を食べ、多くの栄養素をまんべんなく摂取すること。そのためにも、歯は最大の武器となります。ですから、舌も歯も健康な状態というのが、やはりベストなのです。

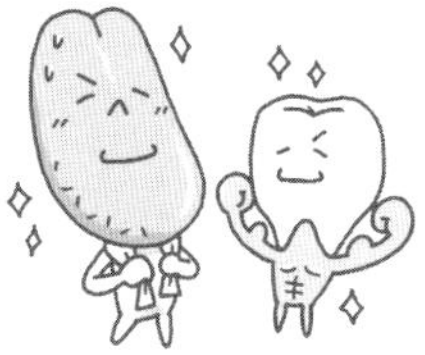

今日からできる舌の鍛え方①
ガムを噛む

さあ、ここからは、日常的にできる舌のトレーニングを紹介します。トレーニングといっても、決して難しいものではありません。また、わざわざ時間を割いて行わなくても、ふだんの生活に取り入れることができる手軽なものばかりです。１７８ページで紹介している体操も、併せて行うとより効果が期待できます。

まずおすすめしたいのは、ガムを噛むこと。

ガムは口臭防止などのエチケットとして、あるいは眠気防止策として噛む人が多いことと思います。脳にも刺激を与えるため、脳の活性化にも効果があります。また、虫歯予防を期待する人も多いと思いますが、ガムは実は舌にもいいのです。

ガムを噛むという行為は、舌の巧みな動きが欠かせません。普通に噛んでいると、舌を意識することはないかもしれませんが、例えば、舌がマヒしているなど舌に不具合があると、ガムを噛むことはできません。

舌のトレーニングとして噛むためには、ちょっとしたコツがあります。

それは、ガムを右、左と口の中で取り回しながら噛むこと。右で噛んだり左で噛んだり、手前で噛んだり奥のほうで噛んだり。あるいは、舌の上で転がすようにして噛むと、舌をより動かすことになります。味がしなくなったからと捨ててしまわず、10分程度は噛むようにしましょう。

ガムを噛むことは、虫歯や口臭を防ぐ効果も期待できます。なぜなら、ガムを噛むことで口内の唾液量が増え、細菌の繁殖を抑えられるから。特に食後の口の中は酸性になっていて虫歯になりやすい状態ですが、ガムを噛むことで唾液の分泌が活発になり、口の中を中性に戻してくれます。ちなみに、ガムはショ糖の入っていないものがベストです（１４０ページ）。

なお、義歯（入れ歯）の人で、ガムを噛むと痛みがある、義歯にくっついてしまう、義歯が取れてしまうという場合は、決して無理をしないでください。

ガムを噛むときのポイント

1 ガムを口の中で取り回しながら噛む。同じ歯で噛み続けるより、右、左、手前、奥のほうなど、口の中で移動させながら噛むのがベスト。

2 すぐに捨ててしまわず、10分程度は噛み続ける。

3 1日3回程度がおすすめ。噛み過ぎに注意する。

4 食後に噛むのがおすすめ。唾液の分泌が高まり、虫歯予防効果も期待できる。

5 ガムはショ糖の入っていないものを選ぶ。

＊義歯が合わない、痛みがあるなどの症状がある場合は中止し、歯科医に相談を。

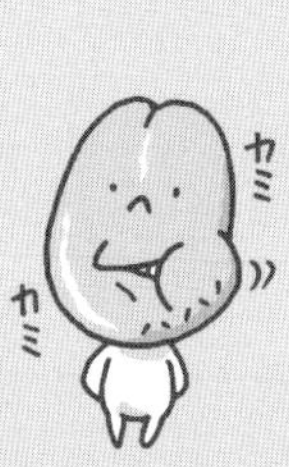

今日からできる舌の鍛え方②
おしゃべりをする

１１２ページで紹介したように、発声（声を出す）に必要なのは声帯ですが、構音《こうおん》（音を作る）は、舌がなければできません。

ですから、日頃からしっかり声（言葉）を出すようにしましょう。

特に日常的なおしゃべりは大切です。話すことで舌は動きます。家族や友人と、おしゃべりをたくさん楽しみましょう。

おしゃべりのメリットは、耳でフィードバックできること。

例えば、目をつぶったまま字を書くことは難しいですね。私たちが字を上手に書けるのは、目で見ているからです。つまり、目で見ることで自分の動きをフィードバックしながら、コントロールしているのです。

声を出すことも同じです。自分の耳で自分の声を聞いたり、相手に聞かせて相手の反応を得ることが大切です。自分の声を自分の耳で聞くことで、きちんと発音できているかどうかがわかります。さらに、相手に聞かせることによって、相手に自分の言葉がきちんと伝わっているかを確認することができます。

舌のトレーニングを意識するなら、口をしっかり大きく動かし、自分で自分の声を確認したり、相手に聞かせることを意識して話しましょう。

おしゃべりする機会が減ると、舌や口の周りの筋肉はどんどん衰えます。特に定年退職後の男性は要注意。人と会う機会がぐっと減り、おしゃべりする機会が激減するからです。

ちなみに、おしゃべりをすることは、外に出かけたり、趣味を楽しんだりという行動につながります。結果、筋力が鍛えられるのはもちろん、生活の質（ＱＯＬ＝Quality of Life）が向上するという相乗効果もあるのです。

なお、声を出すという意味では、一人で本や新聞記事などを音読することも悪くありません。

おしゃべりをするときのポイント

1 もぞもぞ話さず、口をしっかり、大きく動かして話す。

2 独りよがりで話さず、相手に「聞かせる」ことを意識する。

3 自分の耳で自分の声を聞く。はっきり聞こえないようなら相手にも届かないので、口を大きく動かすなど話し方を変える。

4 相手の反応をみる。「聞こえづらい」様子が見てとれたら、口をしっかり動かすなど話し方を変える。

5 挨拶や他愛ない話など、どんどん口に出すようにする。話す相手がいない場合は、本や新聞記事などの音読がおすすめ。

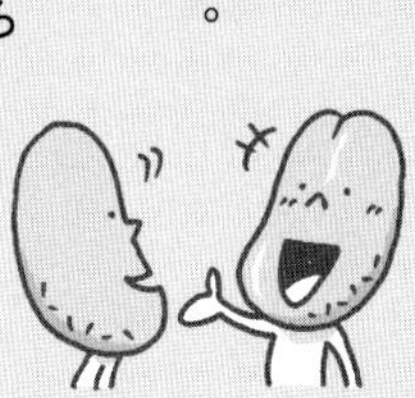

今日からできる舌の鍛え方③
カラオケで歌う

カラオケもおしゃべりと同様、舌や口周りを動かす効果があります。

カラオケで歌を歌うと、1曲4〜6分くらいでしょうか。

おしゃべりが苦手な人は、これだけ長い時間口を動かす機会は少ないでしょう。カラオケで歌うと、口下手な人でも声を出すことになります。また、歌うことは、おしゃべりよりも自然と口を大きく開けて唇や舌を使うことになり、口周りのトレーニングに最適なのです。


先に、おしゃべりは耳でフィードバックできることが重要だとお伝えしました。

カラオケも同じで、自分の耳で自分の歌声を聞いて確認したり、相手に聞かせて相手の反応を見たりすることがとても大切です。最近では一人カラオケ楽しむ人も多いようですが、舌のトレーニングとして考えるなら、相手がいたほうがいいでしょう。

カラオケで歌っていると、一緒にいる友人たちから「上手だね」「いい声だね」などと褒められることもありますが、これがとてもいいフィードバックになります。褒められれば気分もいいし、もっと上手に歌おうという気持ちになります。それが、口周りや舌をより使うことにつながります。人前で歌い、評価される緊張感、そしてうまく歌おうとする前向きな気持ちは、若さを保つうえでも効果的です。

おしゃべりで「上手だね」と言われることは、なかなかないでしょう。しかし、カラオケでは他人からの評価というフィードバックが自然とついてきます。

歌うときは、少しオーバーアクションなくらい、口を動かすのもいいでしょう。舌のトレーニングとして考えるなら、少しアップテンポな曲を選ぶのもおすすめです。

ちなみに、高音を出そうとするとのどぼとけが上がるため、嚥下《えんげ》のよいトレーニングにもなります。

カラオケで歌うときのポイント

1
口を大きく動かしながら歌う。

2
一人カラオケより、友人と楽しむのがおすすめ。相手に聞かせるように歌う。

3
自分の耳で自分の歌声を聞いて確認する。

4
「うまくなったね」など、お互いに評価してフィードバックし合う。

5
高音を出すと、嚥下のよいトレーニングになる。

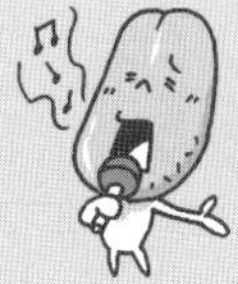

今日からできる舌の鍛え方④
噛みごたえのある食材を取り入れる

舌を鍛えるためには、よく噛まなければならないもの、少し堅めのものを意識して食べることが大切です。

例えば、噛む力を要する肉類や、繊維の多い野菜など。ステーキや焼き肉、から揚げなどの肉料理や、きゅうり、キャベツ、ごぼうといった野菜類が挙げられます。堅いものは、口をしっかり動かさないと食べられません。つまり、口周りの筋肉を使っていることになります。

これに対し、ご飯やめん類などの柔らかいものは、あまり噛まなくても食べられます。つまり、口周りの筋肉を使わずに済んでしまうのです。

ふだんの食事では、野菜は少し堅めにゆでる、キャベツやブロッコリーの芯など野菜の堅い部分を使う、野菜は大きめに切る、などを取り入れましょう。

外食では、カレーライスやうどんよりも、ステーキや鶏の照り焼きなど、歯ごたえのあるものを選ぶのも一案です。もちろん栄養バランスも大切ですから、あまり食事が偏らないようにすることも必要ですが……。

噛む回数は20〜30回程度がおすすめです。堅いものであれば、自然と噛む回数が増えるので、意識しなくてもいいかもしれません。あまりルールを決めると食事が楽しくなくなるのでほどほどに。自分なりの「よく噛んだ（食べ物を十分噛み砕いた）」と感じるレベルでいいでしょう。

ちなみに、堅いものを食べることは、歯をきれいにする効果も期待できます。

ただし、歯（入れ歯）の状態によって、固いものが食べにくかったり、高齢者などで口腔機能が衰えているために医師から食事指導を受けているような場合は、誤嚥《ごえん》などの可能性が高いため、堅いものをあえて食べることは絶対にしないでください。

噛みごたえのある食材を取り入れるときのポイント

1 柔らかいご飯やめん類より、肉類や野菜を積極的にとる。

2 野菜は大きめに切ったり、固めにゆでたりして、噛む回数を増やすようにする。

3 キャベツやブロッコリーの芯などを使うようにする。

4 噛む回数は20～30回程度を目安に、よく噛む習慣をつける。

5 外食では、カレーライスやうどんよりも、ステーキや鶏の照り焼きなど、歯ごたえのあるものを選ぶ。

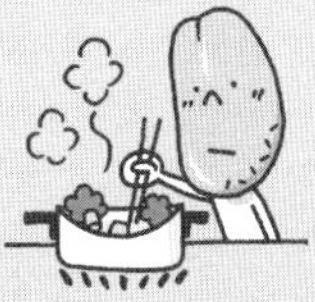

今日からできる舌の鍛え方⑤
チョップドサラダ（多品目サラダ）に挑戦

よく噛んで食べるという意味では、ある程度歯ごたえのあるものを食べるといいのですが、より「舌を動かす」ことに注目するなら、パラパラとした食べ物がおすすめです。パラパラしたものは口の中での動きが早く、取り回すためには舌を巧みに動かさなければならないため、舌がいつも以上にがんばって働くことになるからです。

例えば、白いご飯よりもパラパラしたチャーハンは、口の中でまとめにくいものです。また、いろいろな具が入っているため、舌がそれぞれの食べ物の特性を感知しながら取り回します。咀嚼《そしゃく》や嚥下《えんげ》の悪い人などは、とろみをつけたものが食べやすいといわれますが、これはパラパラしたものとは逆で、口の中でまとめやすいからです。

パラパラした料理としておすすめなのは、チョップドサラダです。チョップドサラダは、具材をすべて細かくカットし、混ぜ合わせて食べるサラダです。きゅうり、トマト、レタス、ゆで卵、ハム、ナッツなど、材料は好きなものでOK。具だくさんであることがポイントです。食感の異なる複数の食材がパラパラと口の中で動くことで、舌の動きが鍛えられます。休日のランチなどに、ぜひ試してみてください。

舌のトレーニングとして、チョップドサラダは非常に適していますが、裏を返せば咀嚼や嚥下が悪い人にとっては非常に食べにくく、誤嚥《ごえん》を引き起こしやすい料理ともいえます。

歯や入れ歯の状態によって、堅いものが食べにくかったり、高齢者などで口腔機能が衰えているために医師から食事指導を受けているような場合は、誤嚥を引き起こしやすいので気をつけましょう。

チョップドサラダ（多品目サラダ）に挑戦するときのポイント

1 きゅうり、トマト、レタス、ゆで卵、ハム、ナッツなどを細かくカットしてサラダを作る。具材は好みの食材でOK。

2 噛むときに、それぞれの食材を舌で感じる。

column

ガムは「キシリトール入り」を選んだほうがいい？

ガムを噛むことは、舌を動かすために効果的です。また、口周りの筋肉を鍛えたり、虫歯を予防したりするメリットもあります。では、ガムを選ぶポイントはどこにあるのでしょうか。

スーパーやコンビニでは、虫歯予防を謳《うた》ったキシリトール入りのガムがたくさん売られています。キシリトールは、シラカバの木などから取れる物質を原料にした天然の甘味料ですが、なぜ虫歯予防によいかというと、虫歯の元となる酸を作り出さない働きや、代表的な虫歯菌であるミュータンス菌の増殖を阻害する働きがあるといわれているからです。

一方、ガムを噛むことで得られる効用は、唾液の分泌が活発になること。唾液の量が増えると、歯にくっついたり、挟まったりした食べかすが洗い流される、口の中が中性に戻るといったメリットが得られます。もちろん、噛むことで口周りの筋肉も鍛えられます。

ガムは、キシリトールの効果だけを期待しがちですが、126ページでも述べたように、ある程度、長く噛むことも大切です。噛み続けることで、唾液の量はより増えますし、口周りの筋肉も鍛えられます。

ただし、虫歯の元になるショ糖の入っているガムは、避けたほうが無難です。

第５章
人生１００年時代の口と体の管理術

「ピンピンコロリ」を達成できるのは高齢者の1割

ここで少々過激な質問です。
みなさんは、どのような状態で人生の終わりを迎えたいですか？
講演会などでこの質問をすると、みなさんは口を揃えてこうおっしゃいます。
「そりゃあ、ピンピンコロリ（ＰＰＫ）で死にたいよ」
多くの人は、亡くなる直前まで元気で、健康でいたいと考えているのです。
しかし、ピンピンコロリで天寿を全うできる人が、どのくらいいるでしょうか。

答えは、たったの１割です。

ピンピンコロリは10人に１人。裏を返せば、10人に９人は寝たきりになったり、介護を受けたり、入院したりと、なんらかの支援を受けた状態、つまりネンネンコロリ（ＮＮＫ）で最期を迎えることになるのです。

「健康寿命」という言葉を聞いたことがあるかと思います。健康寿命は、健康上の問題がなく日常生活を送れる期間のこと。

健康寿命とは逆の不健康寿命は、男性で約8〜9年、女性で約12年だそうです。つまり、亡くなる前のかなりの期間、健康ではなくなるのが一般的なのです。

私たちの願望とは裏腹に、現実はかくも厳しいものであるということです。

長寿大国ニッポンの真実

道端で体調の悪そうなお年寄りがうずくまっていたら、日本では当たり前のように通りすがりの人が「大丈夫ですか？　救急車呼びましょうか？」と声をかけてくれるでしょう。実は、自然とこんなセリフが出てくるのは、世界でも稀です。

例えばアメリカなら、「大丈夫ですか？　希望なら救急車を呼ぶけれど、保険はありますか？」となるでしょう。

アメリカで医療保険のない人がうっかり救急車を呼んで治療されてしまったら、治療費で財産が空っぽになり、家族が路頭に迷うことになるかもしれないのです。

世界的に見て、日本の医療は格安です。

他の国であればとても救命できないような病気に突然かかったとしても、国民皆保険制度のおかげで、誰もが治療を受けることができるのです。しかも、日本の医療は世界的に見てもかなりの高レベルです。

そういう日本だからこそ、病気にかかっても死なずに生きながらえることができるのです。死なないから寿命は長くなりますが、ピンピンの健康な状態に戻れるかというと、そういうわけにもいきません。

特に高齢者は、病後は何らかの障害が残ったり、生活に支障が出るという場合がほとんどです。そこで登場するのが介護保険制度で、生活の支援が受けられます。日本の高齢者は、実に手厚い待遇を受けられるのです。

日本人の寿命が年々伸びているのは、私たちが健康だからというよりも、健康保険と介護保険というすばらしい制度のおかげといえるのかもしれません。逆に言えば、日本人はそう簡単に死ぬことができないということでもあります。

死ぬに死ねないという側面はありますが、私たち日本人が大変幸せな国に生まれ、暮らしていることはたしかなのです。

医療レベルが高く、長生きできる国だからこそ、健康で元気な「ピンピン」の期間を少しでも長くすることで、老後の幸福が決まるといえるのかもしれません。

身体機能は75歳（後期高齢者）を境に低下する

いまの60代、70代は、家族や友人と旅行に出かけたり、習い事をしたり、あるいは現役で働いていたりなど、まだまだ元気はつらつとした人が多いですね。みなさんのまわりを見ても、おじいさん、おばあさんなんて呼んだら、怒られてしまいそうな方々が多いのではないでしょうか。

しかし、寄る年波には勝てません。

加齢に伴い、身体の機能は少しずつ、確実に衰えていき、多くの場合、まさに後期高齢者という声を聞いた75歳くらいを境に、身体機能が下がっていきます。

老化は個人差が大きい

赤ちゃんや子どもの発達は、順序があり、ある程度横並びで進んでいくものです。しかし、老化は違います。老化は個々人の差が、たいへん大きいのです。50代で杖が必要になる人もいれば、80代、90代でもかくしゃくとして、元気に歩ける人もいます。60代くらいから物忘れがひどくなる人もいれば、90代でもまったく問題ない人もいます。

そのため、「自分の老化はいつくるのだろう」と不安になる人も多いのではないでしょうか。

老化には認知機能低下や身体能力の衰えなど、さまざまな側面がありますが、多くの症状には段階があります。明日からいきなり歩けなくなったり、食べられなくなったり、過去の記憶が消えてしまったりするわけではありません。

そこで最近、「フレイル」というものが注目され始めています。

いま注目のフレイル（虚弱《きょじゃく》）とは

みなさんは、「フレイル」を知っていますか？

フレイルとは「虚弱（Frailty：フレイルティ）」を意味しています。

日本老年医学会によれば、フレイルは「加齢とともに、心身の活力（運動機能や認知機能等）が低下し、複数の慢性疾患の併存などの影響もあり、生活機能が障害され、心身の脆弱《ぜいじゃく》化が出現した状態であるが、一方で適切な介入・支援により、生活機能の維持向上が可能な状態像」などと定義されています。

つまり、全面的な支援が必要な段階ではないけれど「徐々に身体が衰えるという段階に入った」ということ。

左ページの図を見てください。多くの人は「健常」から「フレイル」、そしてさまざまな「身体機能障害」が生じる時期（要介護状態）へと進んでいきます。フレイルは、「健常」と「身体機能障害（要介護状態）」の間にある状態です。

ヒトの老化の過程

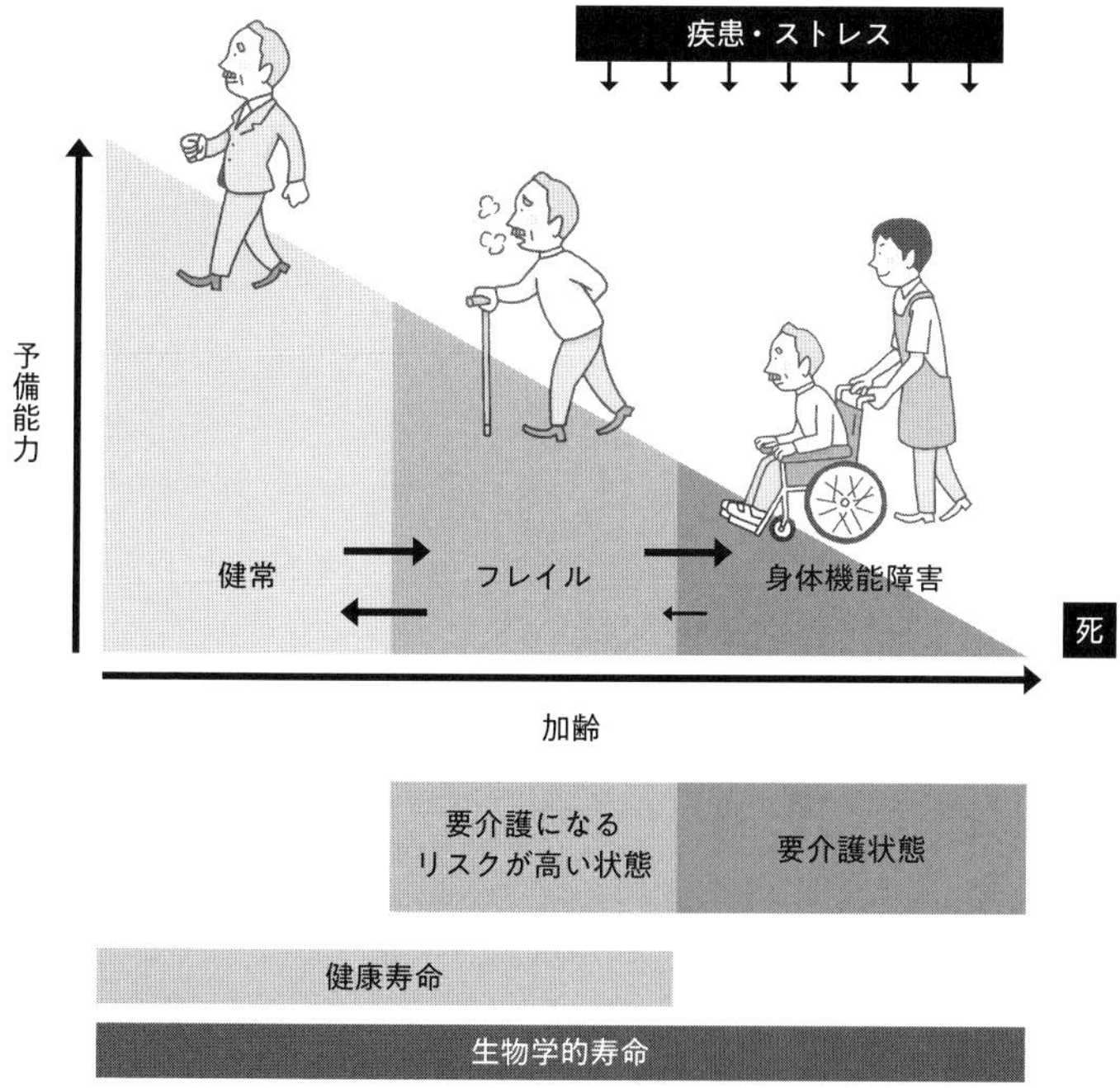

葛谷雅文、日本老年医学会雑誌 46: 279-285, 2009.より

老化の過程において、多くの人はこの「フレイル期」を通過します。ピンピンコロリを達成する人が1割とすれば、比較的早い段階でバタリと倒れてしまう人が2割、そして大半の7割の人は、フレイル期を経て、要介護への道を辿ります。

フレイルになると、身体能力の低下が起こります。病気にかかりやすくなったり、病気が重症化、長期化したりするなど、身体がストレスに弱い状態になります。

例えば、健康な人が風邪を引いたり、転んだりしても、命にかかわるようなことはありません。しかしフレイルになると、風邪をこじらせて肺炎になったり、転倒して骨折し、寝たきりになったりというリスクが高まってきます。

そこで、フレイル対策は？　となるわけですが、肝心なのは、健常からフレイルに入る直前、もしくは直後の境目あたりの地点を見逃さないこと。

早めに気づいて予防すれば、「健常期」に戻れる可能性もあります。あるいは、それ以上悪くならないように、フレイル期の初期段階でくいとめることができます。

しかし、フレイル期にどっぷり入ってしまうと、「健常期」に戻ることは難しく、次の段階、「身体機能障害（要介護）期」へまっしぐらに進むことになってしまうのです。

「フレイル期」に入らないように予防すること、あるいは、「フレイル期」の初期の段階でとどまり、「身体機能障害（要介護）期」に入るのを先延ばしすること。これが、健康な体で生きていくうえで、重要なカギになります。

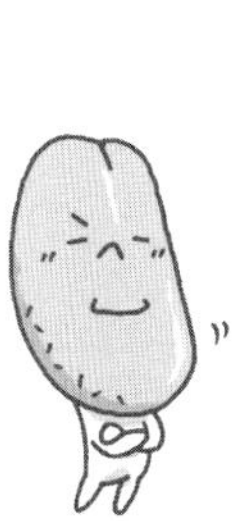

あなたは大丈夫？フレイル診断

家族や身内、あるいは自分自身がフレイルなのか、そうでないのか、気になるところだと思います。

フレイルか否かを判断するには、評価基準があります。

以下の５つのうち、３つ以上該当する場合はフレイル、１～２つ該当する場合はプレフレイル（フレイル予備軍）、いずれにも該当しない場合は健康と診断されます。

①体重の減少……6か月間で2～3kg以上の体重減少があった

②疲労・倦怠感……わけもなく疲れたような感じがする

③活動量の低下……「習慣的な軽い運動・体操（農作業を含む）」および「定期的な運動・スポーツ（農作業を含む）」をいずれもしていない

④筋力の低下……握力を測定し、利き手で男性26kg未満、女性18kg未満
⑤歩行速度の低下……歩行速度が1m／秒未満（前後に1mの助走路を設定し、測定期間5mで計測）

いかがでしたか？　もしかしたら、1つくらいチェックが入った人も多いのではないでしょうか。

では、順に説明していきましょう。

①体重の減少

70代は体重の減少がリスクになります。

通常、我々は、特に30代以降になると、体重が増えることを嫌います。なぜなら、体重の増加は、糖尿病や高血圧など生活習慣病の原因になりがちだからです。

メタボ（メタボリックシンドローム＝内臓脂肪型肥満）対策などという言葉がすっ

かり定着し、老若男女、ダイエットに励んでいる人は少なくありません。
しかし、メタボ対策が必要なのは60代まで。70代（特に75歳以上）からは、体重の減少が、実は危険因子となるのです。

高齢になると、若い頃とくらべて活動量が低下するため、あまり空腹を感じなくなります。加えて咀嚼《そしゃく》や嚥下《えんげ》に問題が出てくると、どうしても食べる量も減ってきます。結果、体重が減って低栄養になる人が少なくありません。また、体重の減少に伴い筋肉量が減り、活動量が低下。動かないのでますます食欲が落ちて体重が減少、という悪循環を引き起こしがちです。

つまり、70代になると、体重の減少がフレイルにつながります。医師や管理栄養士は、「食べ過ぎに注意しましょうね」ではなく、「しっかり食べてくださいね」と指導することが求められます。

メタボ対策やダイエットブームが国民に浸透しすぎたおかげで、70代、80代になってもやせたいというお年寄りは少なくありません。

言葉を選ばずに言わせてもらえば、「この歳でやせたいだなんて、そんなに早く死にたいの？」です。

70代になったら、生きるためにしっかり食べる。これが大切なのです。

②疲労・倦怠感、③活動量の低下

「疲労・倦怠感」は、なんとなく疲れていたり、なんとなくだるかったり、または疲れやすかったりという状態です。

以前はあちこち遊びに出かけたり、旅行に行ったり、習い事を楽しんだりしていたのに「今日は疲れているからやめようか」「寒いからやめておこう」「昨日食べすぎたから胃もたれしちゃって……」など、いろいろな言い訳をしながら出かけるのをやめようとすることが増えてくるのも、危険信号といえるでしょう。

そして、疲労・倦怠感や体重の減少は、③活動量の低下につながるわけです。

「いつのまにか運動不足に陥っている」という状態にならないためにも、ウォーキングやラジオ体操、筋力トレーニングなどの習慣、ハイキングやスポーツなどの趣味をもつことが大切です。

④筋力の低下

次は、④筋力の低下についてです。

立ったり、座ったり、歩いたりといった日常動作、または姿勢の保持など、身体機能を維持するために、筋力は非常に大切です。

筋力が低下すれば、転びやすくなったり、歩けなくなったりと、さまざまな弊害が出てきます。

筋力は、咀嚼や嚥下にも非常に大切です。

お年寄りの首を見ると、あごの下あたりがやせて、しわしわになっています。首の筋肉が衰えてしまっているわけです。

首にある筋肉は、飲み込むときや口を開けるときに使われます。あごの下に手を当てて口を開けると、筋肉が動いているのがよくわかると思います。

また、頬に手をあててグッと噛んでみると、頬やこめかみに力こぶができるのが感じられると思います。


筋肉は体を動かすために必要な器官ですが、もうひとつ、大切な役割があります。それはたんぱく質の貯蔵です。

私たちが毎日の食事から摂取するエネルギーは、その日の活動源となります。つまり、食べたものはすぐに消費してしまっているわけです。その日暮らしのように、稼いだお金を使ってしまっている状態です。いうなれば、普通預金のようなものです。

対して、筋肉に貯蔵したたんぱく質は、いざというときのためにとっておいた定期預金のようなものです。

例えばインフルエンザにかかって1週間まともな食事がとれないというようなことがあっても、筋肉に貯蔵したたんぱく質があれば、そこからエネルギーを持ち出して利用することができます。筋肉にため込んだたんぱく質は、何かあったときに私たちを守ってくれます。筋肉＝抵抗力のようなものなのです。病気や入院などで食事がとれないときに体力を落とさないためにも、筋肉を維持することはとても大切です。

指輪っかテストで筋肉量測定

筋力は筋肉量と比例します。筋力の低下は握力で診断しますが、通常自宅に握力計はないでしょうから、体力測定の機会がないと、自分の握力はわからないと思います。そこで簡易的に筋肉量を判断するため「指輪っかテスト」があります。

指輪っかテストでは、自分の指でふくらはぎの太さを図ります。ふくらはぎの最も太い部分を、両手の親指と人差し指で輪っかを作って、囲んでみてください。

「囲めない（輪っかのほうが小さい）」（図1）またはちょうど囲める（図2）とい

う人は合格です。筋力の低下のおそれは低いでしょう。
「すき間ができる（輪っかのほうが大きい）」（図3）という人は要注意。筋力の低下が起こっている可能性があります。

指輪っかテスト

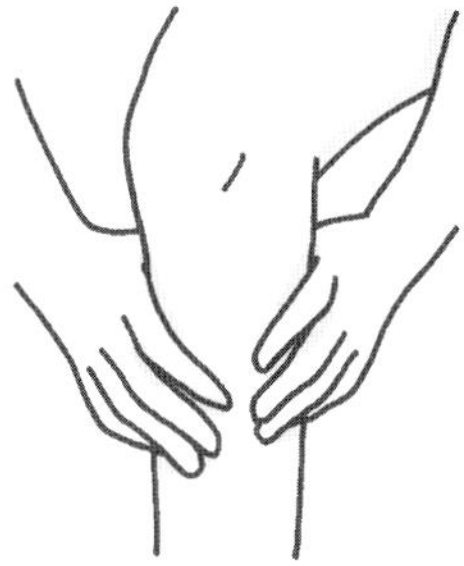

図1
囲めない場合はフレイルの可能性は低い。

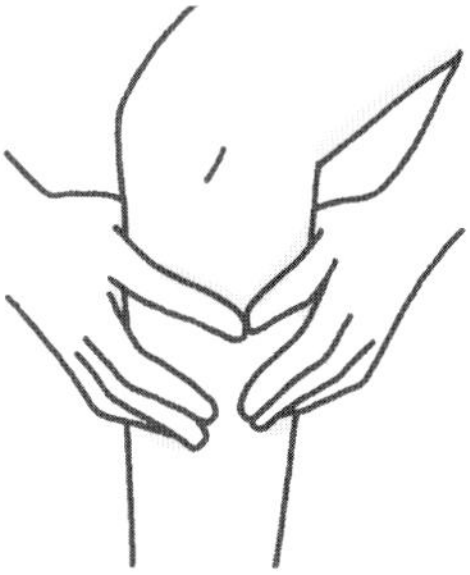

図2
ちょうど囲める場合もフレイルの可能性は低い。

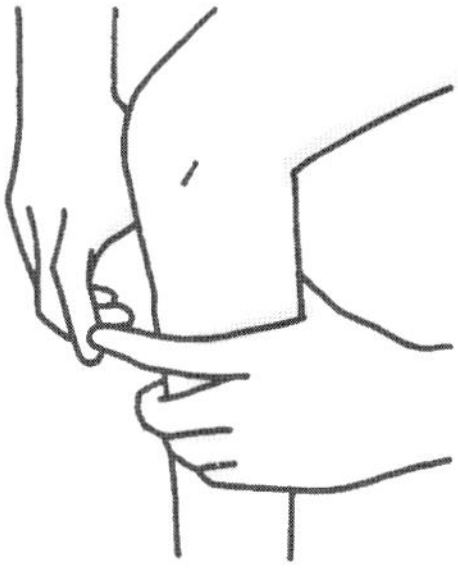

図3
すき間ができると、フレイルの可能性が高い。

サルコペニア危険度の簡易評価法「指輪っかテスト」臨床栄養2014、125：788−789

⑤歩行速度の低下

最後は、⑤歩行速度の低下です。

歩行速度の低下は、筋力の低下や認知機能の低下によって起こります。

横断歩道を渡っているお年寄りを見かけると、「あの人、渡りきれるかな」なんて心配になることがありますよね。

日本の一般的な歩行者用信号は、歩く速度を1秒間に1メートルで設定されているそうです。ですから、10メートルの長さの横断歩道であれば、少なくとも10秒間は青信号が続きます。

信号が変わったと同時に歩き始めたのに、途中で黄色信号が点灯しはじめるようなことがあったら、まさにフレイルの危険信号も点灯しているというわけです。

いまからできるフレイルの予防と対策

フレイル期に入ると、サルコペニア、生活機能障害、免疫異常、神経内分泌異常など、さまざまな症状が複合して現れます。

前述したように、フレイルは早めに対応することで元に戻る可能性があります。フレイル診断で自分自身や家族が「もしかしてフレイルに足を踏み入れはじめているかも」と感じたら、健康に引き戻すために予防策・対応策を立てましょう。

フレイルの予防・対策のための基本は、次の3つです。

- **身体活動（運動、社会活動など）**
- **社会参加（就労、余暇活動、ボランティア）**
- **栄養（食・口腔機能）**

フレイルを予防するためには、この身体活動、社会参加、栄養の3つがカギとなります。そしてこの3つを実行するためには、口の機能が維持されていることが重要なのです。

日常動作や運動に重要な噛み合わせ

身体活動では、体を動かすことが大切になります。日常生活に意識的に運動を取り入れましょう。歩いて買い物に出かけたり、散歩の距離を少しだけ伸ばしてみたり、簡単な筋トレにチャレンジしてみたり……。できる範囲で無理のないよう、体を動かすことに取り組んでみてください。

最近では、スポーツクラブも高齢者向けのプログラムが充実していて、たくさんのお年寄りが昼間から元気にマシンを使って運動しています。これはとてもいい傾向だと思います。

フレイルを予防するための3本柱

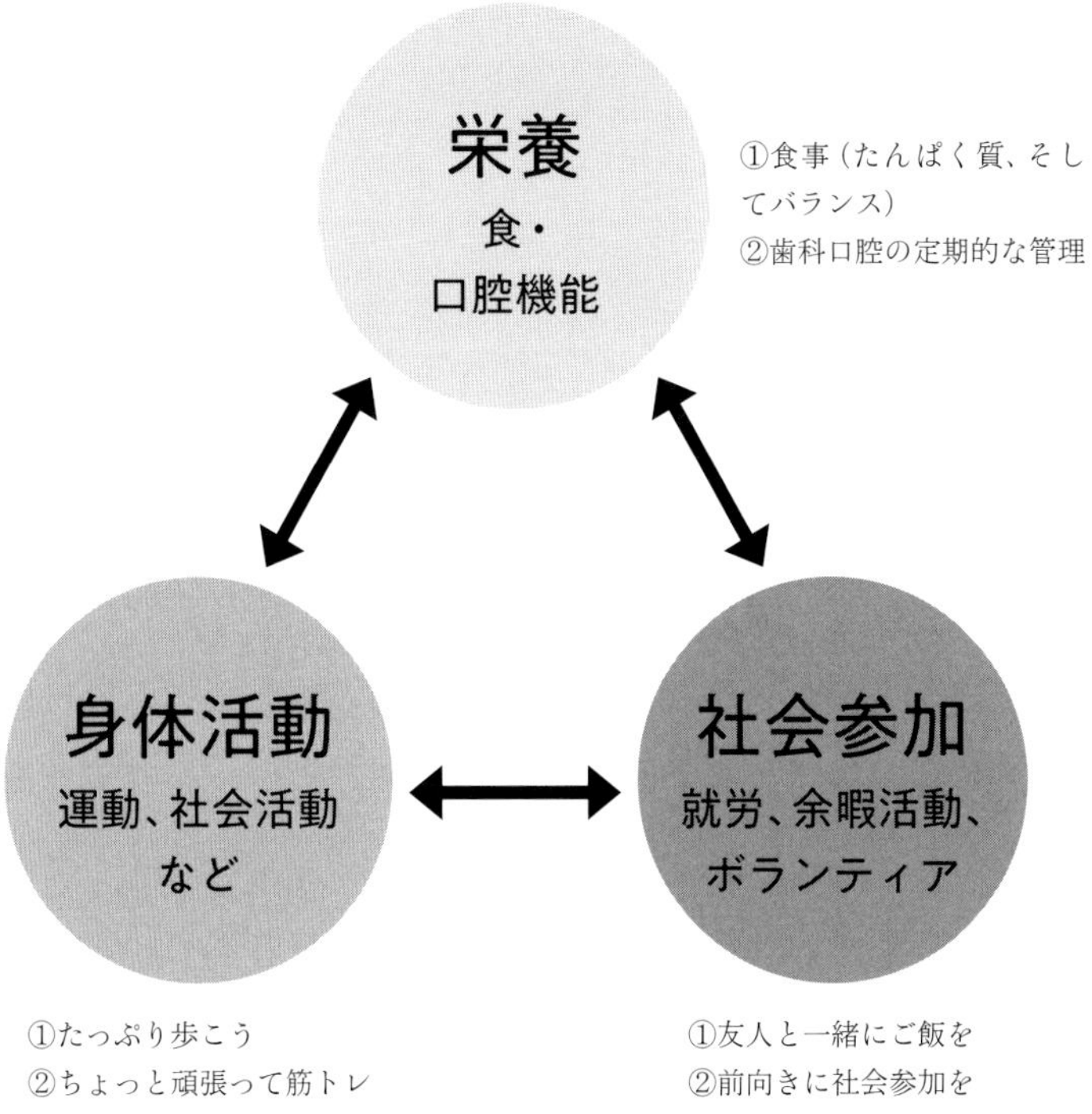

東京大学高齢社会総合研究機構、飯島勝矢
老人保健健康増進事業等補助金（老人保健健康増進等事業）
「口腔機能・栄養・運動・社会参加を総合化した複合型健康増進プログラムを用いての新たな健康づくり市民サポーター養成研修マニュアルの考案と検証（地域サロンを活用したモデル構築）を目的とした研究事業事業実施報告書」2016より作成

高齢者が運動を行ううえで注意したいのが、転倒による骨折や打撲です。体力が落ちて転びやすくなるだけでなく、30ページでお伝えしたように、歯を失うと、体のバランスが悪くなり、転倒のリスクがさらに高まります。

ここでひとつ、テストをしてみましょう。

口をポカーンと開けた状態で片足立ち（片足を床から離して立つ）をして、立っていられる時間を測ってみてください。次に、口を閉じて歯を噛み合わせた状態で、同じように片足立ちをして時間を測ってみてください。

＊周囲の安全を確認し、転倒しそうになったときに支えてくれる人がいるときに行ってください。

多くの人が口を閉じた状態のほうが、長く片足立ちができるはずです。立つ、歩くなどの基本的な動作をはじめ、運動をするためにはバランスが非常に大切です。噛み合わせが失われると、体のバランスが崩れるだけではなく、いざというときに踏ん張りがききません。

適度な運動を続けるためにも、噛み合わせはとても重要なのです。

外食や旅行を楽しむために必要なものは？

さて、次は**社会参加**です。社会参加というと難しそうですが、友人と一緒に食事に出かけたり、家族と旅行をしたりという活動も社会参加のひとつです。もちろん地域のボランティアなどに参加するのもいいでしょう。

ところで、友人と外出したり旅行に行ったりするのに重要な機能はなんでしょうか？　それは口です。

もちろん、歩くための筋力も大切ですが、口の機能はそれと同じくらい重要です。なぜなら、外出先や旅行では、食べること（食事）が欠かせませんし、それ自体が大きな楽しみだからです。

例えば旅先での食事で、口に何ら問題を抱えていない人は、「何を食べよう。焼き肉にしようか、それとも天ぷらにしようか」と「何を食べるか」に頭を悩ませます。

しかし、堅いものが噛めない、歯の具合が悪く食事に時間がかかるといった問題を持つ人は、「どんなものなら食べられるだろうか」「全部食べきれるだろうか」と心配になり、心から食事を楽しめません。

友人たちがサッサと食べ終わってデザートメニューを眺めているのに、自分はまだ食事が終わっていないといったことが続くと、「迷惑をかけるからやめておこう」となり、出かけるのをためらうようになります。

あるいは口の機能が弱まって滑舌が悪くなり、相手に何度も聞き返されたりすれば、話すことが億劫《おっくう》になったりもします。

楽しく社会参加を続けるためにも、口の機能を維持することが大切なのです。

元気なお年寄りはお肉を食べている

3つめの**栄養**ですが、健康でいるためには、やはりしっかり食べることが基本です。バランスのよい食事を心がけるのはもちろん、特に大切なのは骨や筋肉、血液などのもとになるたんぱく質を含む食品をとること。フレイルの予防には、積極的なたんぱく質の摂取が肝心なのです。

テレビで健康情報番組などを見ていると、元気な高齢者は肉をはじめとするたんぱく質をしっかりとっていることが多いですよね。しかし、肉を食べるのは、しっかり噛むことができなければ、不可能です。

たんぱく質を多く含んだ食事をとるためにも、口の機能は重要なのです。

オーラルフレイルという考え方

フレイルの予防・対策には、口の機能が重要だということがおわかりいただけたかと思います。

ただし、口の機能も徐々に衰えていきます。左ページの図は、口腔機能が低下して行く段階が示されています。

このように、口の機能の低下にも段階があります。これを口の中で起こるフレイル、オーラルフレイルと呼びます。

オーラルフレイルの最初の段階は、口腔リテラシーの低下です。口腔リテラシーの低下とは、加齢による社会性の低下などによって、口への関心が低くなること。口への関心が低くなれば、歯をしっかり磨かなくなったり、歯科医に通わなくなったりして、虫歯や歯周病が進行します。

これにはポピュレーションアプローチといって、口腔機能の重要性を国民に広く普及することで、社会全体の意識を変えていくことが求められています。

次は、74ページで紹介した口腔機能低下症の前段階で、狭義のオーラルフレイルと呼ばれるものです。

口腔機能低下症の検査で1つか2つ引っかかってしまったら、このオーラルフレイルの段階に入っているといえるでしょう。自覚症状としては、噛みづらいものが増えてきたり、食べこぼしがあったり、食事に時間がかかったり、薬が飲み込みにくかったり……などが挙げられます。

オーラルフレイルの過程

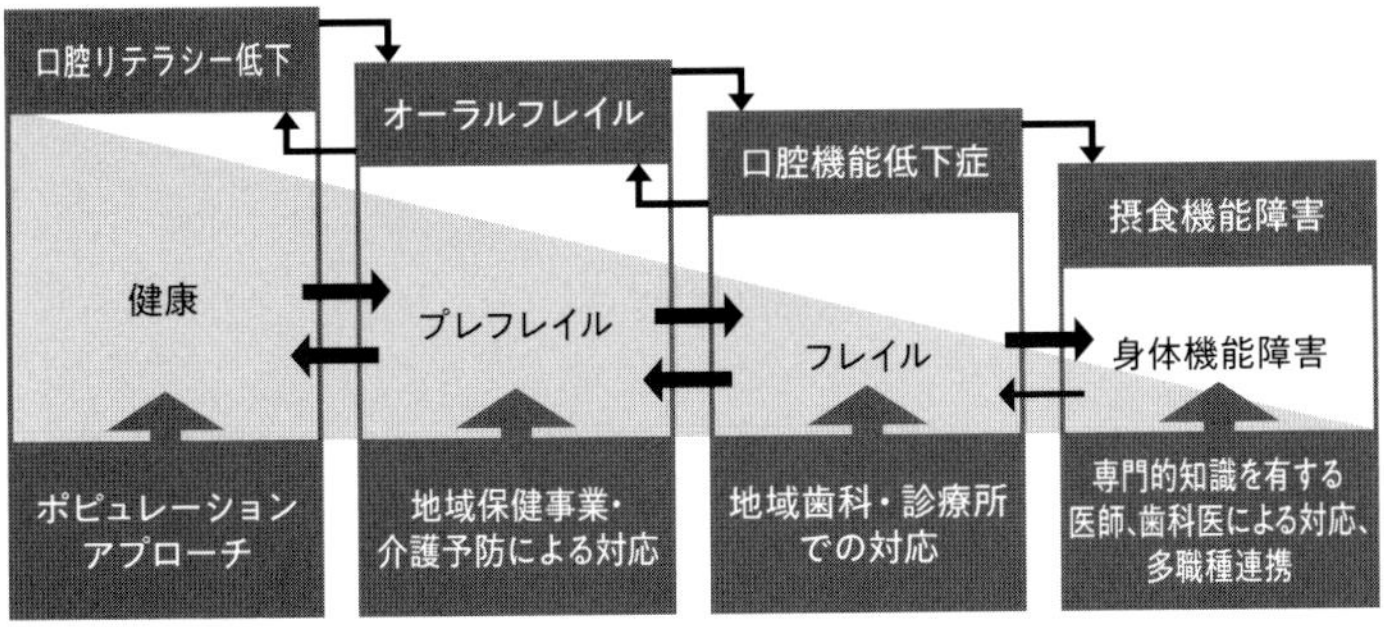

「平成25年老人保健健康増進等事業」（主任研究者：飯島勝矢）より

これには各自治体の検診や介護予防教室などで自覚症状を早期発見し、予防策や対応策を指導することが大切になってきます。

次の段階は、口腔機能低下症です。口腔機能低下症と診断されたら、歯科で適切な指導を受ける必要があります。先にも述べましたが、歯の治療は、外来診療でできることと訪問診療でできることは大きく異なるからです。同時に、口腔機能低下症は「口の終《しま》いを考える時期」であるともいえます。いつ要介護になってもおかしくない状態に向かい出したのだと覚悟して、虫歯があったら治療を済ませておく、抜くべき歯は抜いておくなど、できるかぎりの歯科治療を終えておくことが大切です。

高齢になり、口腔機能低下症と診断される段階になったら、適切な治療法は若い頃とは変わってきます。むやみに歯を残すという選択は適切ではありません。歯科医側も患者側も、意識を変えて治療法を考えていくことが大切です。

そしてもう一歩口の機能の低下が進むと、摂食機能障害といわれる段階になります。そうなると、専門の医師や看護師、リハビリスタッフなどの力を借りることになります。

オーラルフレイルもフレイルと同じように、境目の時期が大事です。「もしかしたらオーラルフレイルになりかけているかも。ちょっと危ないな」と感じたときに早めの対策をとることで、オーラルフレイルから健康に戻ることができます。日頃から、口周りに関心を持ち、ちょっとした症状を見逃さず、すぐに対応することが大切です。

多死時代と多歯時代

私たちが暮らす日本では、年間130万人以上の人が亡くなっています。これは50年ほど前にくらべると、2倍に迫るほどの数です。

年間死亡者数は増え続け、2025年には150万人、2030年には160万人になると推計されています。超高齢社会を迎え、これからの日本はまさに「多死時代」の道を進んでいくのです。

同時に、第1章でもお伝えしてきたように、8020《はちまるにいまる》運動の普及によって20本以上の歯を残す高齢者が増えています。いうなれば「多歯時代」です。

自分の歯を残すことは素晴らしいことです。しかしフレイルから要介護状態に入り、十分な口腔ケアができなくなれば、残っていた歯が一気に虫歯や歯周病に蝕まれ、誤《ご》嚥性肺炎《えんせいはいえん》などを引き起こす原因となります。

いまはまだ老後のことなど想像できないという40代、50代のみなさんも、自分や家族の口の老後を意識しておきましょう。そして、ライフステージに合わせた適切な治療やケアを考えてほしいと思います。

私たちは日々、おいしいものを食べて満足感を味わい、家族や友人と会話をすることで楽しく過ごすことができます。

これらは、すべて口から生まれる幸せです。

さらに呼吸という生命に欠かせない活動も、口から行われます。

しかし、口はいつまでもあなたの幸せをサポートしてくれるわけではありません。

いつかは体の他の部分と同様に衰えていくのです。

口の機能を決めるのは、年齢だけではありません。これまでお話ししてきたように、舌や頬の筋力や巧みさ、そして歯の健康の両方が重要です。

加齢によって噛む力や飲み込む力が弱くなるという傾向はありますが、歯や舌の状態によって、個人差があります。

年をとっていても、健康な歯があって、舌が力強く動いていれば、若い人たちに負けないくらいの咀嚼《そしゃく》能力を維持することは十分可能です。逆にいえば、若くてもたくさんの歯を失い、舌の機能が弱ってしまうと、咀嚼能力は低くなるのです。

いつまでもおいしく食べるためには、適切な口腔ケアと舌の力を維持することを心がけましょう。

自分の口を大切にして、一生おいしく、楽しく生活できるようにしていきたいですね。

舌が教えてくれるあなたの老い

ここまで読んでくださったみなさんには、口腔機能の重要性、とりわけ舌の機能の重要性がおわかりいただけたかと思います。

私たちが毎日、使っている舌。

この舌は、食べる、噛む、飲み込む、話す……といった、充実した人生を生きるために必要な機能を要する、とても大切な器官です。

ふだん何気なく使っているため、意識しないと舌の衰えには気づきにくいかもしれません。でも、舌も当然、老いていくのです。

一般的に老化といえば、疲れやすくなった、ひざや腰が痛い、健康診断で引っかかった、あるいはしわや白髪が増えたといったことが思い浮かぶでしょう。

「最近舌が老化しちゃって……」などという言葉は聞きませんし、舌の老化を自覚したことがないという人も多いかもしれません。

しかし、すでに述べてきたように、むせや誤嚥、舌や頬を噛むなど、舌の不調を感じることが増えてきたなら、じわりじわりと、あなたの舌の老いが始まっているのです。

そして、このような舌の老いを感じ始めたということは、体の他の部位の老化も始まっていると考えていいでしょう。

そういった意味では「舌の不調」は、あなたの老いの始まりを知らせてくれる貴重なサインであるともいえるのです。

舌の不調や衰えを感じたら、自分の体が老いの階段を上り始めたことを自覚し、いかに「よく生きるか」を考えてみてください。

本書で述べてきたように、舌は私たちが生きるために、とても大切な存在です。ときには、自分の舌は健康かどうか、きちんと機能しているかどうかに目を向けてほしいのです。

そして、少しでも不調を感じているなら、舌の老化を少しでも遅くするために、よく噛む、よくしゃべるなど、日々の生活の中で、意識的に舌を動かすようにしてみてください。

現在舌がきちんと機能しているという人も、そのありがたみを感じて、できるだけ長く舌の機能を維持できるよう心がけてほしいと思います。

178ページから、舌と口周りを鍛える体操を紹介しています。簡単にできるものばかりですので、これから実際にやってみて、日々の習慣にしてください。

巻末付録

「舌」と口周りを鍛える カンタン体操

舌や口周りは、体の筋肉同様、日頃から鍛えることが大切です。

続けるコツは、習慣にすること。本を見なくてもできるように繰り返し行い、いつでも、どこでもできるように覚えてしまいましょう。

舌の老化を防ぐコツは、可動域、筋力、巧みさ、持久力を養うこと。

同じ体操でも、動きや回数を変えるだけで、異なった効果が得られます。

・可動域を広げるには→舌を大きく動かす
・筋力（パワー）をつけるには→負荷をかける、同じ動きを繰り返す
・巧みさを養うには→素早く、繊細に動かす
・持久力をつけるには→軽い負荷で同じ動きを繰り返す

目的に合わせてアレンジしてみましょう。

体操を行うときのポイント

○ 鏡を見ながら行う。
○「どこを動かしているか」を意識しながら行う。
○ 習慣化する。
○ 目的に合わせて、自分なりにアレンジする。

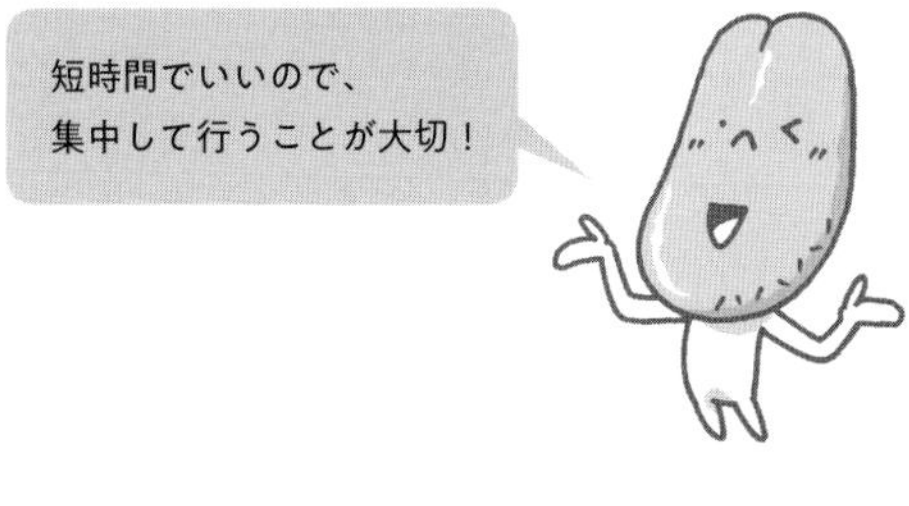

無意味音音節連鎖、早口言葉

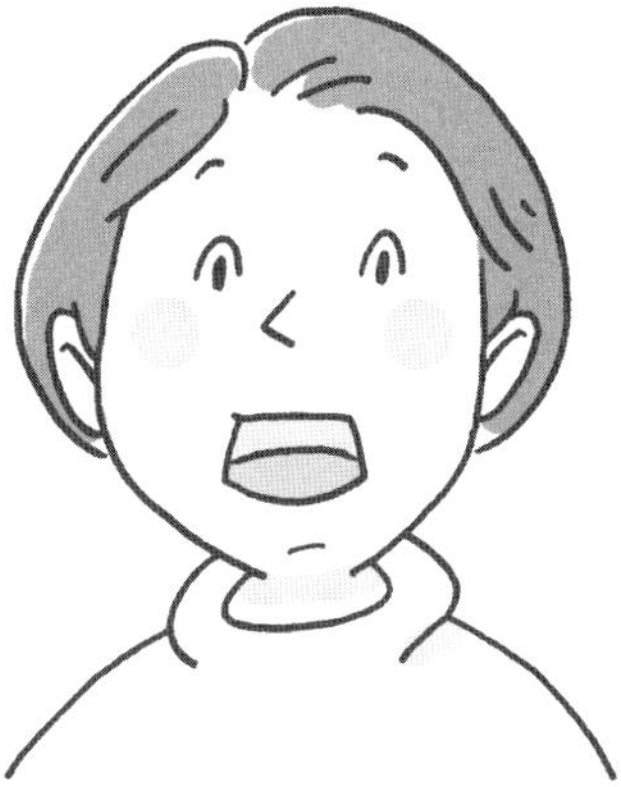

「マカバ・マカビ・マカブ」などの無意味な音の並びを発音したり、「とうきょうとっきょきょかきょく」などの早口言葉を言う。舌のいろいろな場所を使うことで、舌が鍛えられる。

無意味音音節連鎖の例
マカバ→マカビ→マカブ→マカベ→マカボ→ダサバ→ダバサ→ダサベ→ダベサ→ダベボ→サバダ→サダバ→バサダ→サバブ→サダボ

早口言葉の例
とうきょうとっきょきょかきょく。 ばすがすだいばくはつ。 あおまきがみあかまきがみきまきがみ。

舌の体操1 主に可動域を広げ、巧みさを維持する

主に、舌の可動域を広げたり、巧みさを維持する体操です。 1～3の動きを大きな動きで行うと舌の可動域が広がり、速く行うと舌の巧みさを維持する効果が期待できます。また、回数を多く行うと、筋力や持久力アップに効果的。

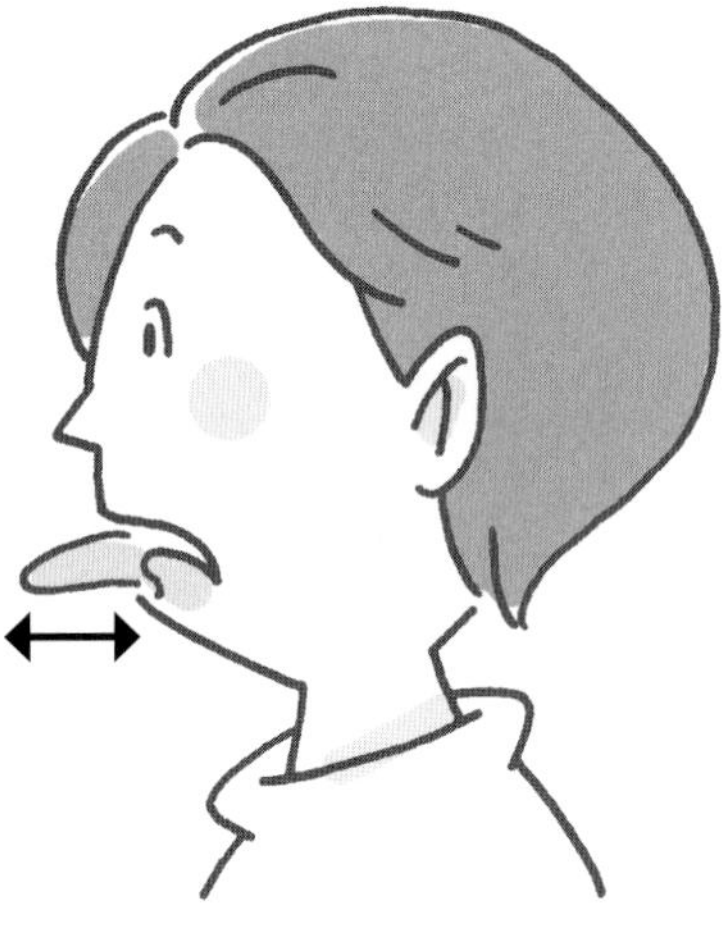

1. 舌を思い切り前に突き出す。次に引っ込める。

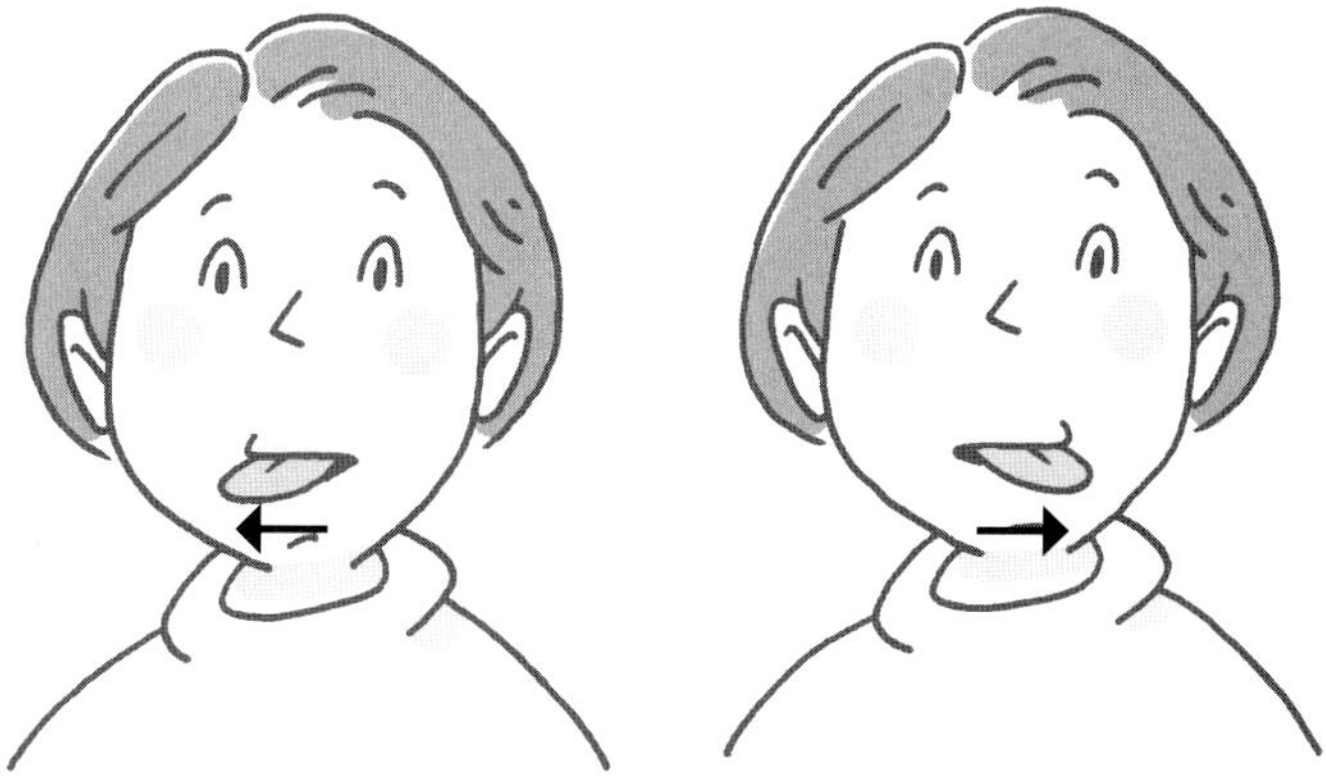

2. 舌を右の口角につける。次に左の口角につける。

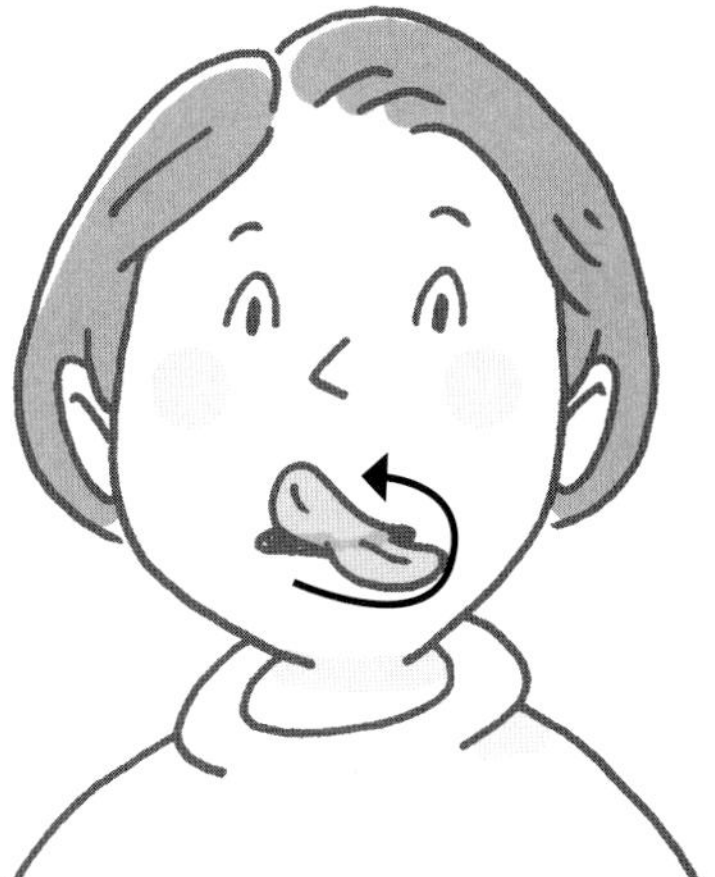

3. 舌で唇の周りをグルリとなめる。

舌の体操2 主に舌の筋力と持久力をつける

主に、舌の筋力（パワー）をつけたり、持久力をつける体操です。手に持ったスプーンを舌に強く押しつけるほど、筋力がより鍛えられます。また、回数を多く行うと持久力を養うことができます。

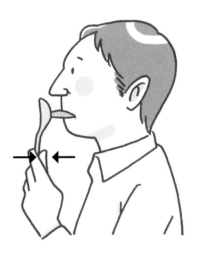

1. スプーンを口の前に持ち、舌を突き出してスプーンと押し合う。

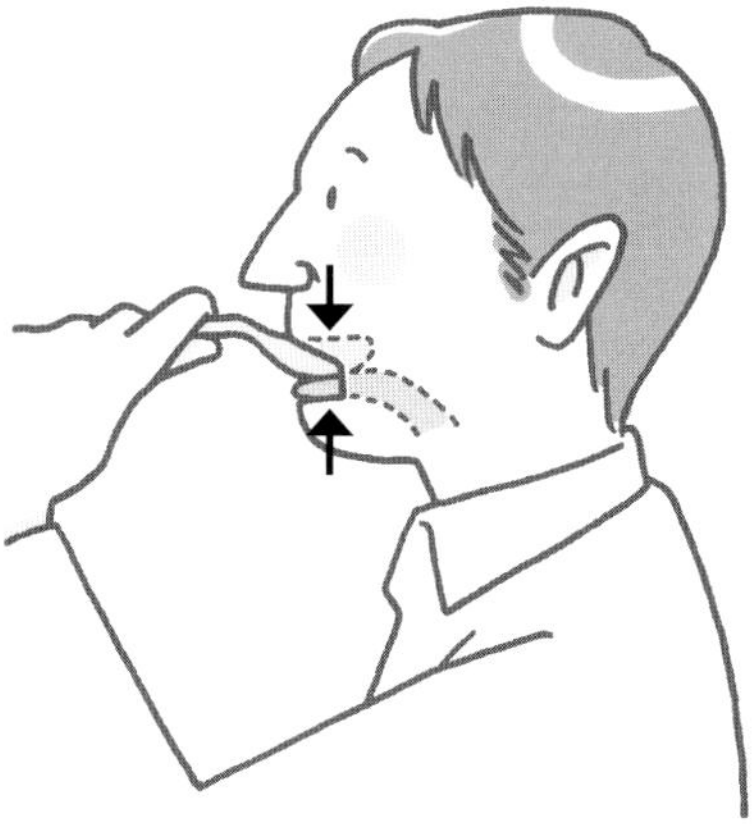

2. スプーンを口に入れ、舌全体を持ち上げるようにして、スプーンと押し合う。

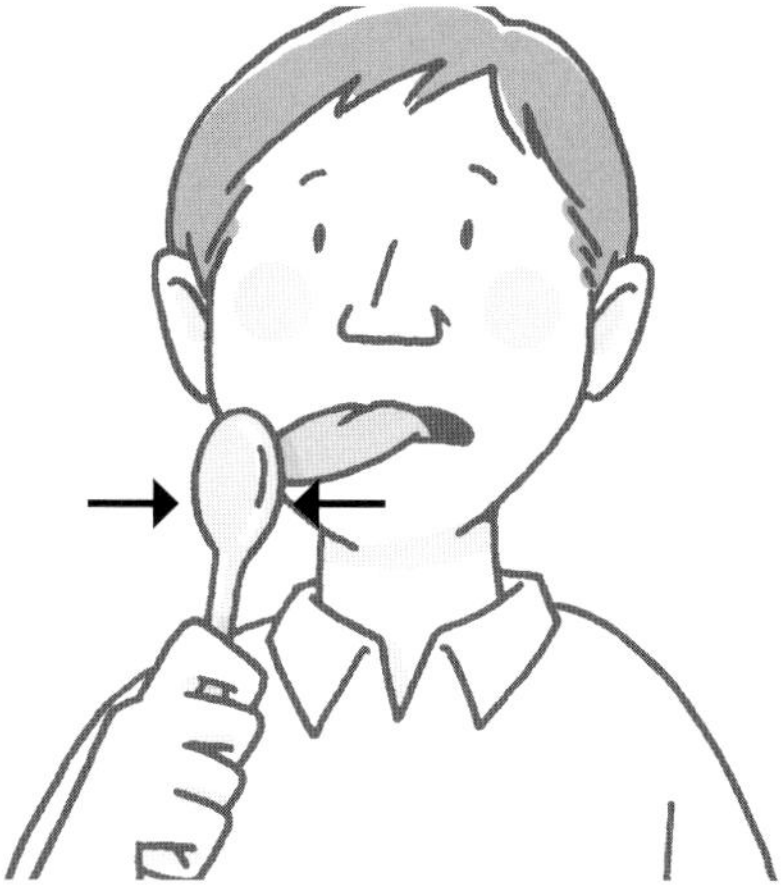

3. 舌を右の口角につけ、スプーンと押し合う。次に舌を左の口角につけ、スプーンと押し合う。

唇を鍛える

唇を横や縦に動かすことで、唇の筋肉が鍛えられます。できるだけ、口を大きく動かしましょう。

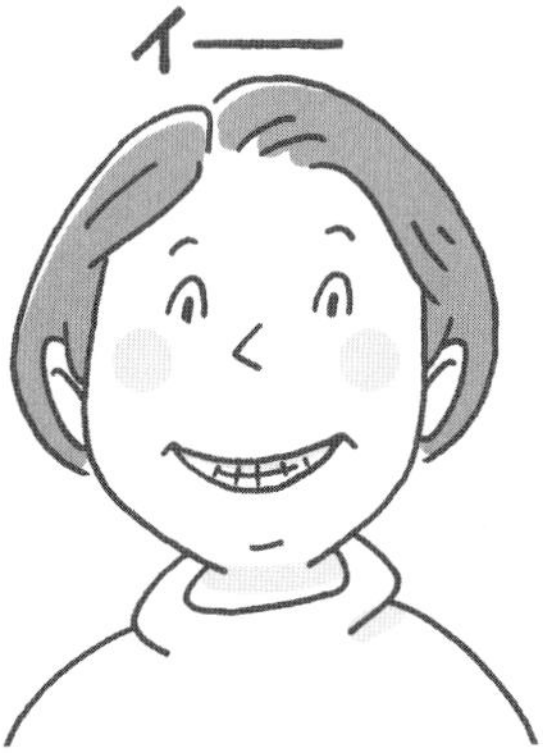
イーー

1. 口角を思い切り横に広げ、「イー」と言う。

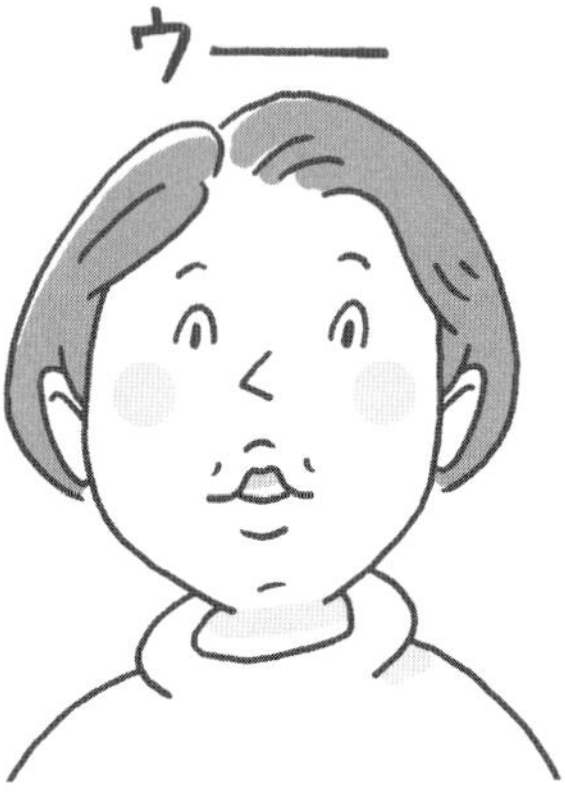
ウーー

2. 唇をとがらせて「ウー」と言う。**1**と**2**を繰り返す。

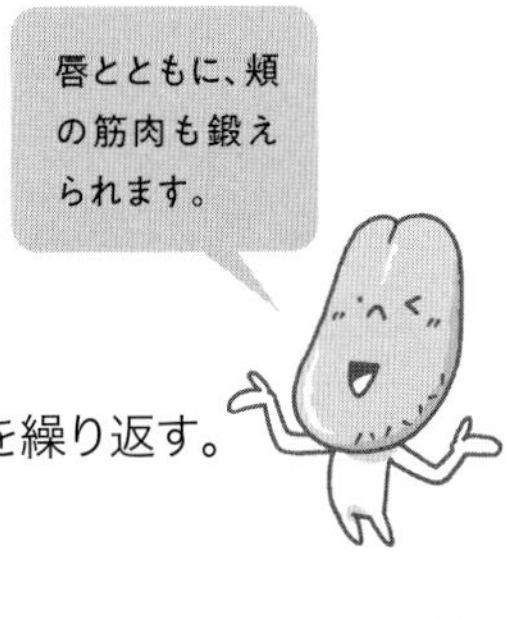
唇とともに、頬の筋肉も鍛えられます。

頬を鍛える

1の動きのとき、てのひらで頬を強く押すほど圧力がかかり、頬の筋肉をより鍛えることができます。

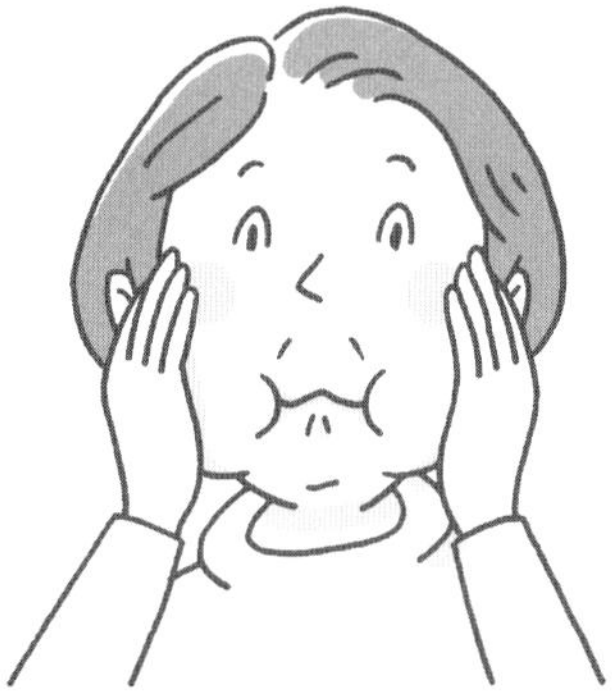

1. 頬を膨らませ、頬にてのひらを当てて押し合う。

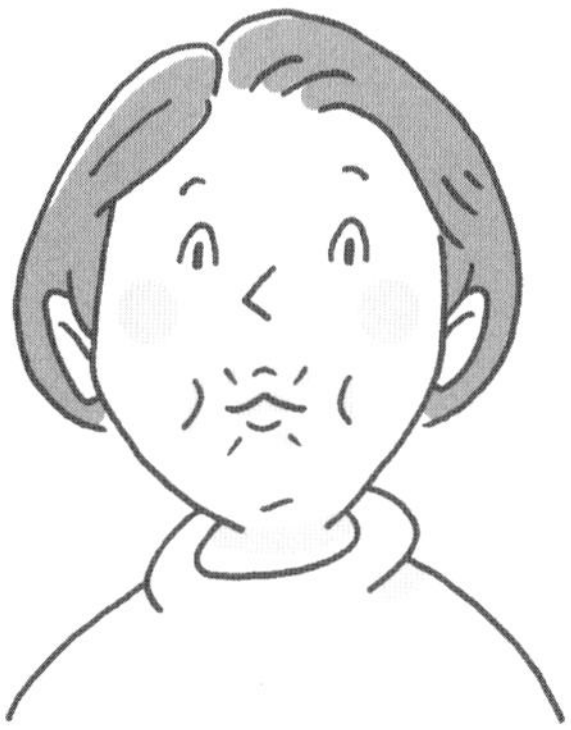

2. 唇を閉じたまま頬をへこませる。続けて、頬がくぼむくらい強く吸う。1と2を繰り返す。

噛む力をつける

食べ物をしっかり噛むには、歯のほかに舌や唇、頬、下あごなどの筋肉が欠かせません。**その1**の体操は主にあごの筋肉を鍛え、**その2**の体操は主に噛む巧みさを養う効果が期待できます。

噛む力をつける　その1

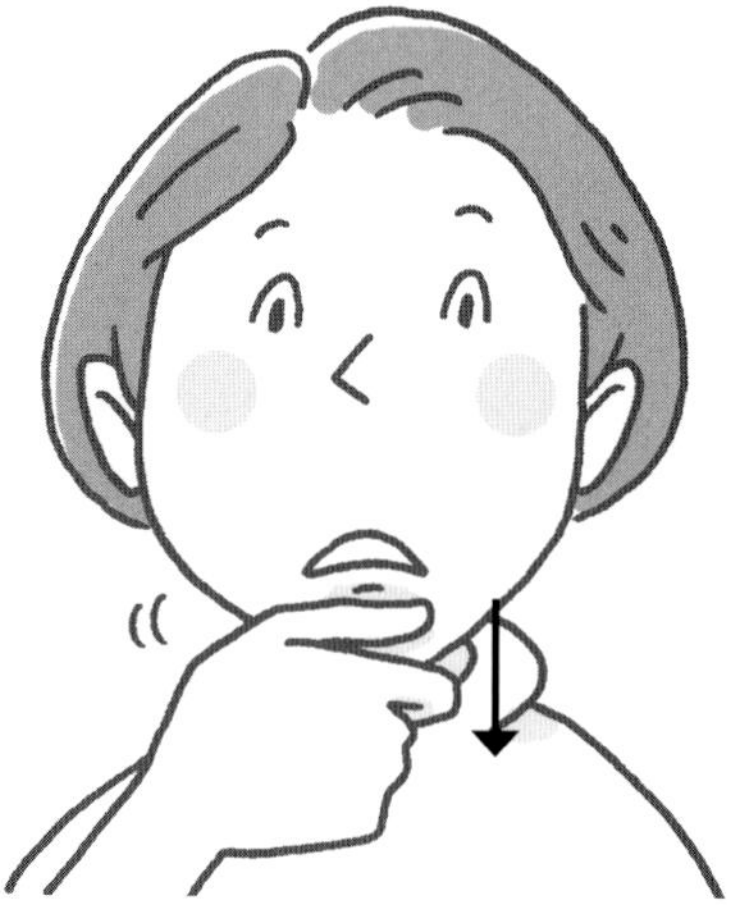

親指で下あごを押さえて下に引きながら、噛む動きをする。あごを下に引く力と噛むことであごを上げようとする力が拮抗し、あごが鍛えられる。

噛む力をつける　その2

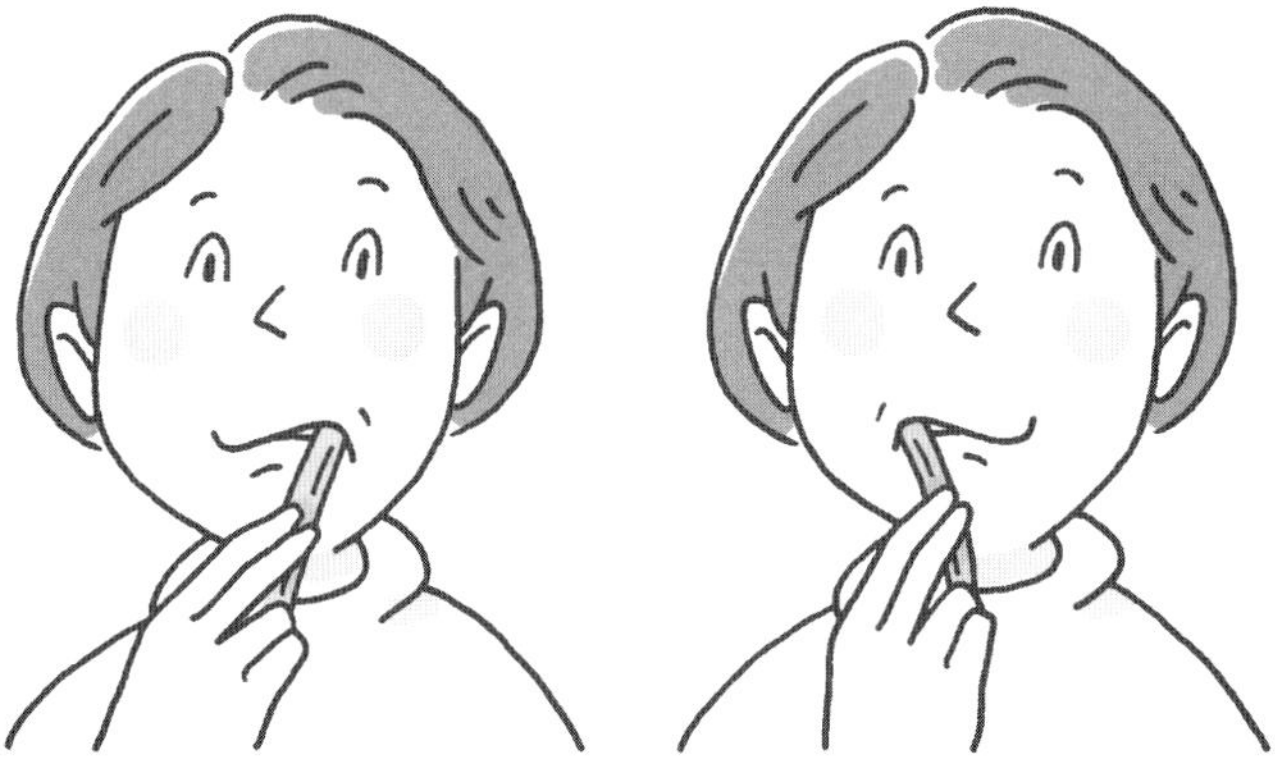

するめを片側の歯で噛む。次に舌と唇を使ってするめを反対側の歯に移動させて噛む。これを繰り返す。

するめを移動させるとき、手でするめを動かすのではなく、舌と唇を使い、口の中でするめを移動させることがトレーニングのコツ。

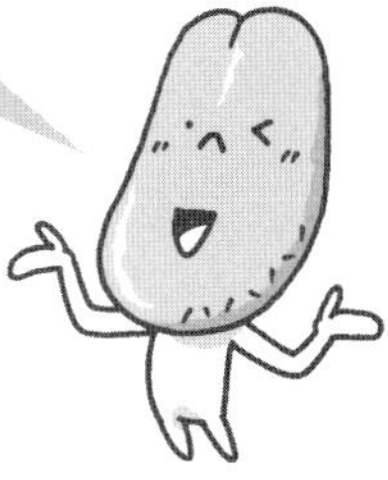

おわりに

高齢化によって人口構成が大きく変わり、65歳以上の高齢者が人口の27・3％に達しています。そして、高齢者は医療を受ける機会が多いことから、医療費の高騰が叫ばれています。受診患者数は、外来では、75歳から79歳がピークで、さらに、80歳以上では入院患者数がピークを迎えます。

これに対し、歯科外来患者数は60歳代をピークに大きく減少していきます。果たして高齢になると、口腔の問題は解消され、歯科受診をしなくてもよくなるのでしょうか？　歯科と医科で受診患者数が違った動きをするのは、歯科サービスは外来診療を中心とし、比較的元気に外来診療室に訪れることが可能な、ある意味限られた人へ提供を行っているにすぎないためと考えます。

一方で、歯科サービスから見放された在宅療養を行っている患者の口腔内は、荒れ果て、天然歯や人工の歯で補っている補《ほ》綴物《てつぶつ》が口腔内細菌の温床となっているのが実情です。日本人は女性で12年、男性で8~9年もの長い間、『不健康寿命』と呼ばれる時期を過ごさなければなりません。この期間は、いわば、歯科医院への通院不可能な時期とも言え、この期間の口の中をどう支えていくのかは、歯科にとって喫緊の課題だと思っています。

多くの講演依頼をいただく中で、最近、「口の終《しま》い方」と題して、少し過激な講演をする機会をあえて増やしています。加齢に伴って身体機能や認知機能の低下した患者さんを外来診療や訪問診療で拝見する中、さまざまな危惧が頭に浮かぶからです。

口の健康が全身の健康に有用であることは、読者の皆さまにもご理解いただけたかと思います。本書のテーマが示すように、口腔の機能の要である舌の機能が衰えたとき、口は様相を一変させます。口腔内は細菌の温床と化し、虫歯や歯周病の発症ばかりか、誤嚥性肺炎《ごえんせいはいえん》の引き金も引いてしまうのです。

『あなたの老いは舌から始まる』というタイトルが頭に浮かんだのは、そのためです。いつまでも、おいしく食べることを支える口でありたいと思います。

本書が、中年期から高齢期における口の管理方法の一助になれば幸いです。

２０１８年９月

日本歯科大学 口腔リハビリテーション多摩クリニック院長
菊谷 武

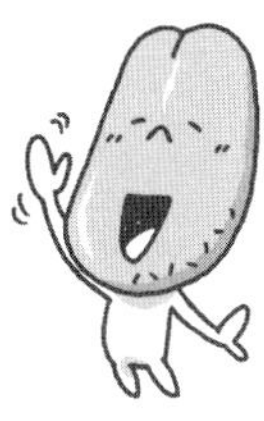

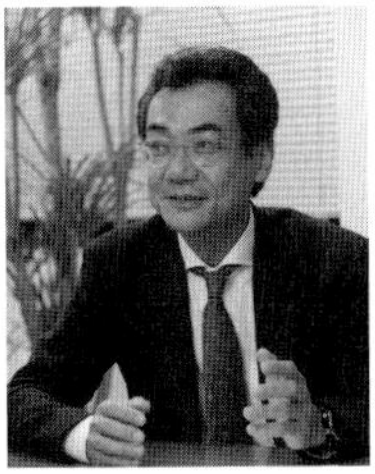

菊谷 武（きくたに たけし）
日本歯科大学教授、日本歯科大学口腔リハビリテーション多摩クリニック院長。1963年東京都生まれ。1988年日本歯科大学歯学部卒業。1989年同歯学部附属病院高齢者歯科診療科入局。2001年より口腔介護リハビリテーションセンター・センター長を務める。専門は摂食嚥下リハビリテーション、老年歯科学。主な著者に『図解 介護のための口腔ケア』（講談社）、『かむ・のみこむが困難な人の食事』（共著。女子栄養大学出版部）、『チェアサイド オーラルフレイルの診かた』（医歯薬出版）など多数。

デザイン・DTP　谷口 賢（taniguchiya design）
執筆協力　山崎潤子
イラスト　小野寺美恵
校正　円水社
企画・編集協力　スリーシーズン（花澤靖子）

NHK出版 なるほど！の本
あなたの老いは舌から始まる
今日からできる口の中のケアのすべて

2018（平成30）年9月25日　第1刷発行

著　者　菊谷 武
©Takeshi Kikutani
発行者　森永公紀
発行所　ＮＨＫ出版
〒150-8081 東京都渋谷区宇田川町41-1
電話　0570-002-140（編集）
0570-000-321（注文）
ホームページ　http://www.nhk-book.co.jp
振替　00110-1-49701
印刷・製本　図書印刷

ISBN 978-4-14-011361-5 C2047